すぐわかる！ すぐ使える！

トリガーポイント療法

関係する筋肉を理解すれば改善できる

WATEC（世界アドバンスセラピー認定試験機構）代表
マーティー松本

BAB JAPAN

はじめに

　私がオーストラリアへ移住をしたのは、もう18年前のことになります。

　それまで日本で、いわゆる普通のサラリーマンをしていました。しかし、年齢40歳を迎えるにあたり、人生の節目の歳であると感じていた私は、何かライフスタイルを根本的に変えてみたいと思いはじめていました。人生80年とすれば、ちょうど半分。マラソンで言えば折り返し地点になります。会社に入って14年。でも、自分がしていることがいかに社会に貢献しているか、人に喜んでいただける事に結びついているのか、と考えた時に、あまり実感はありませんでした。

　前から、独立志向が高かった私は、サラリーマン生活に終止符を打って、もっと社会貢献のできる仕事ができないかと考えはじめました。また、3人の小さな子供がいた私は、子供を育てていく上でも、もっと自然な環境でのびのびと育ててみたいと思っていました。

　そんな時にふと、海外移住ということが頭に浮かびました。英語圏で、自然に囲まれ、海があって、山があって、暖かくて、のんびりとしていて……。いろいろな希望条件がありましたが、たまたまオーストラリアのゴールドコーストという地がその条件にぴったり当てはまったのです。幸運にもオーストラリアの永住権を取得できた私は、今までの自分が培ってきたものをすべて捨て、自分自身を一旦ゼロの状態に戻して、家族5人で未知のオーストラリアのゴールドコーストの地に降り立ったのです。

　そこで出会ったのが、オーストラリアのトリガーポイント療法を取り入れたリメディアルマッサージ（後述）です。「こんなマッサージがあったのか！！」と衝撃的でした。「こんなマッサージを学んでみたい……」「待てよ、マッサージって国境関係なく誰にでも癒しを提供してあげられる、語学のハンデもない、この"手"があればどこでも誰にでも喜ん

でもらえる……」

　すっかりリメディアルマッサージを気に入ってしまった私は、ちょうど新設になったばかりで、当時、オーストラリア国内でもまだ少なかったリメディアルマッサージのディプロマコース（国家資格）を学ぶことになりました。こちらの"褒めて育てる"という教育方針にも助けられ、遂に、ゴールドコーストで第1号のリメディアルマッサージセラピストになったのです。

　さて、卒業して、運良くオープンしたばかりのラディソンリゾートホテル（現メルキュールホテル）に自分のサロンを開業したものの、それからが大変でした。さまざまな症状を訴えるクライアントが男女関係なく訪れ……。そうして、現場の百戦錬磨の実践を通じて、試行錯誤で自分なりにマッサージ技術を開発してきました。

　これから、私がこの本で紹介していくトリガーポイント療法の技術は、オーストラリアの学校で学んだもの、卒業してから実践を通して開発したもの、独学で学んだもの、などさまざまです。

　どうぞ、このマーティー式トリガーポイント療法をぜひ、今のボディトリートメントに応用していただき、もっともっと、クライアントに満足し喜んでいただけるセラピーを探求していただけたらと思います。そして、いいセラピストがどんどん増えていくことが、私が40歳の時に目指した"人に喜んでいただける仕事"にもつながり、これが私の使命、役割なのだと感じています。

　　　　　　　　　　　　オーストラリア、ゴールドコーストにて。
　　　　　　　　　　　　　　　　　　　　　マーティー松本

CONTENTS

はじめに 2

理論編

トリガーポイント療法は"治療的"セラピーである 8
リメディアルセラピーとは？ 9
リメディアルセラピーで使用する基本テクニック 11
筋肉の構造 16
凝りのメカニズム 19
筋収縮とは 20
筋肉の種類 21
骨格筋と起始／停止 21
トリガーポイントとは？ 22
トリガーポイントの構造 24
トリガーポイントの種類 26
トリガーポイント施術の前に 27
トリガーポイントを触診するには 28
トリガーポイントの施術法 30
トリガーポイントと筋肉 32
多層構造で構成される筋肉 34
トリガーポイント施術の心得 36

実践編 ── 症状、筋肉別のトリガーポイント施術方法

●肩凝りに関係する筋肉

僧帽筋 38
肩甲挙筋 46
棘上筋 51
棘下筋 56
大円筋 60

小円筋 ……………………………………………………………… 64
　　大小菱形筋（小菱形筋、大菱形筋） …………………………… 68
　　三角筋 ……………………………………………………………… 73

●首凝り、頭痛に関係する筋肉
　　頭半棘筋 …………………………………………………………… 80
　　頭板状筋 …………………………………………………………… 84
　　胸鎖乳突筋 ………………………………………………………… 89
　　斜角筋 ……………………………………………………………… 91
　　胸鎖乳突筋や斜角筋に対する仰向けでの施術法 ……………… 95

●背痛に関係する筋肉
　　脊柱起立筋（棘筋、最長筋、腸肋筋） ………………………… 99

●腰痛、坐骨神経痛に関係する筋肉
　　腰方形筋 ………………………………………………………… 107
　　殿筋（大殿筋、中殿筋） ……………………………………… 112
　　梨状筋 …………………………………………………………… 124

●膝痛に関係する筋肉
　　大腿四頭筋（大腿直筋、外側広筋、内側広筋、中間広筋） … 129
　　膝窩筋 …………………………………………………………… 142
　　足底筋 …………………………………………………………… 145

●筋肉痛、こむらがえりに関係する筋肉
　　腓腹筋 …………………………………………………………… 148
　　ヒラメ筋 ………………………………………………………… 154

●大腿部後部の痛みに関係する筋肉
　　ハムストリング筋（大腿二頭筋、半腱様筋、半膜様筋） …… 160

おわりに ……………………………………………………………… 168
付録 ◎ 全身の筋肉と骨格 ………………………………………… 170

＊万一、この書籍の内容をもとに発生したいかなる損害、障害等に対し、著者ならびに出版社は一切の責任を負いかねますので、あらかじめご了承ください。

理論編

まずは、リメディアルセラピーについての概要から、
筋肉の基礎知識、トリガーポイント療法とは
どういうものなのか？
等々、わかりやすくご説明していきましょう。

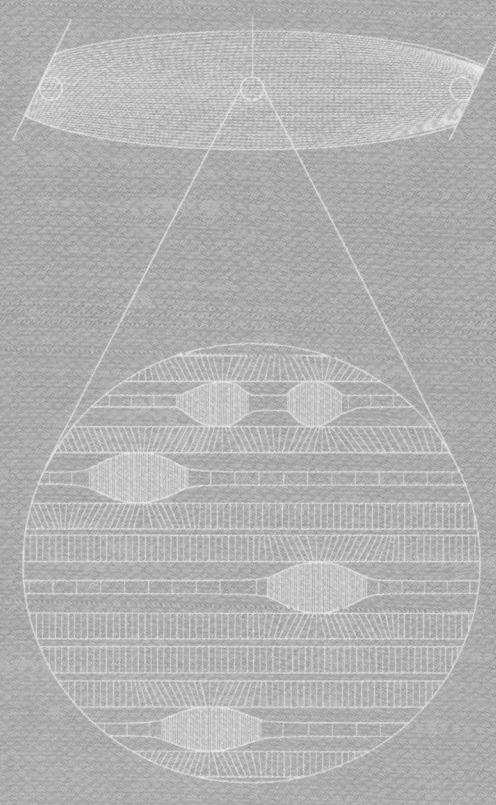

トリガーポイント療法は"治療的"セラピーである

　トリガーポイント療法などの様々な技術を取り入れた、オーストラリア生まれのリメディアルセラピーとはどういうものなのか？
　まず、そこからお話したいと思います。英語でリメディアル（Remedial）とは、"治療的"という意味があります。
　もともとオーストラリアは英国の植民地であったことから、英国の影響を大きく受け、英国からの移民も多く住んでいます。よって、アロマセラピーやマッサージ技術も本場イギリスから正統に引き継がれ、身近なものとしてごく自然に定着しています。手技は、リラクゼーションを目的としたものが多く行われていましたが、年々、肩凝り、首凝り、腰痛などの症状を訴える人が増え、そうした症状に対する効果的なセラピーのニーズが高まってきました。
　オーストラリアは、農業、建築など肉体労働者が多く、またスポーツ大国のためスポーツ傷害なども多く、症状の改善を目的とするリメディアルマッサージへの要望が高まってきたのです。

　オーストラリアの医療健康保険制度も、リメディアルセラピーの普及を後押ししました。
　オーストラリアでは、政府の行っているメディケアという医療健康保険と民間の会社が行っている医療健康保険があります。後者は、政府のメディケアでカバーできない分野、例えば、鍼、カイロプラクティック、ナチュロパス（自然療法）、フィジオセラピー（理学療法）などのいわゆる代替医療をカバーしています。そして、リメディアルマッサージコースのディプロマ取得者（国家資格保持者）で、権威あるオーストラリアのマッサージ協会に加盟し、協会の定めた継続的なスキルアップを行っているセラピスト（ヘルスファンドプロバイダー）が施すリメディアルマッサージを保険の対象として認め、マッサージ料金の一部を保険でカ

バーしています。

リメディアルセラピーとは？

オーストラリアでは、トリガーポイント療法を含め、さまざまなテクニックを駆使して個々のクライアントの症状とニーズに応じながら、セラピストが施術を組み立てていきます。

一般的なオイルトリートメントでは、全身の流れがマニュアル化されていて、どのクライアントに対しても同じように施術することが多いのですが、私はその違いを服に例えて、一般的なオイルトリートメントが"既製服"を提供するのに対し、リメディアルセラピーでは、"オーダーメイド"の服を提供することであるとわかりやすく説明しています。

オーダーメイドの施術をするには、クライアントがどんな症状を訴えているのか、どんな施術を望んでいるのか、症状の原因はどこにあるのか、筋肉の状態はどうなっているのか、などを考えながら、注意深く筋肉や筋膜を触診していきます。そして、不調和を起こしている患部と原因を特定し、その部分に的確なテクニックでアプローチします。筋肉の短縮や凝りなどが原因で痛みや機能障害を起こしている部分を、元の健康な状態に近づけていく、治療的セラピーをリメディアルセラピーと呼んでいます。

前述のように、オーストラリアでは民間医療健康保険がその治療費の一部をカバーできるほど、確立され高く評価されているセラピーです。多民族国家であるオーストラリアでは、世界中から優れた技術を取り入れてアレンジし、今日(こんにち)のリメディアルセラピーが作り上げられてきました。

クライアントの症状に応じたアプローチをするには、いろいろなテクニックを自分（セラピスト）の引き出しにしまっておき、必要に応じて

理論編

その引き出しを開けて使用できなければいけません。また、圧に関しても、ソフトな圧から深い圧まで使い分け、表層部の筋肉から、さらに下にある深層部の筋肉組織にもアプローチしていきます。

　オーストラリアでは、リメディアルセラピーの国家資格保持者は、治療的手法が認められていますが、日本において民間資格のもとでオイルトリートメントを行われている方は、全体的施術は民間資格で認められているリラクゼーションの範疇でまとめあげ、要所要所に、トリガーポイントテクニックを料理でいうスパイスとして味付けしていくという手法をとることが適していると思います。筋肉に硬結やトリガーポイントが残ったままでは、真のリラクゼーションが得られないと思うからです。
　私たちセラピストの守備範囲はあくまでも筋肉で、骨や関節といったことまでは守備範囲外となります。しかし、筋肉をしなやかで柔軟性のある健康的な筋肉に戻してあげることは、骨や関節にもいい影響を与え、骨のズレや関節の痛みなどを軽減することにもつながることは事実です。私たちの身体は筋肉の働きで動き、筋肉の支障は、さまざまな症状を引き起こすということを理解しておくといいでしょう。

リメディアルセラピーで使用する基本テクニック

　リメディアルセラピーは、オイルを使って行う手技です。その中でも、よく使用するテクニックをご紹介しておきましょう。

　リメディアルセラピーは特に決まった型があるわけではなく、セラピストによって、また、クライアントの症状に応じて使用するテクニックもまちまちです。

トリガーポイントテクニック

トリガーポイントとは、痛みの原因となっているポイントで、筋肉内に硬結として現れ、それが引き金（トリガー）となり、離れた部位に痛みを放散する（関連痛）。そのポイントに物理的な刺激を加えて痛みの原因を取り除いていく。

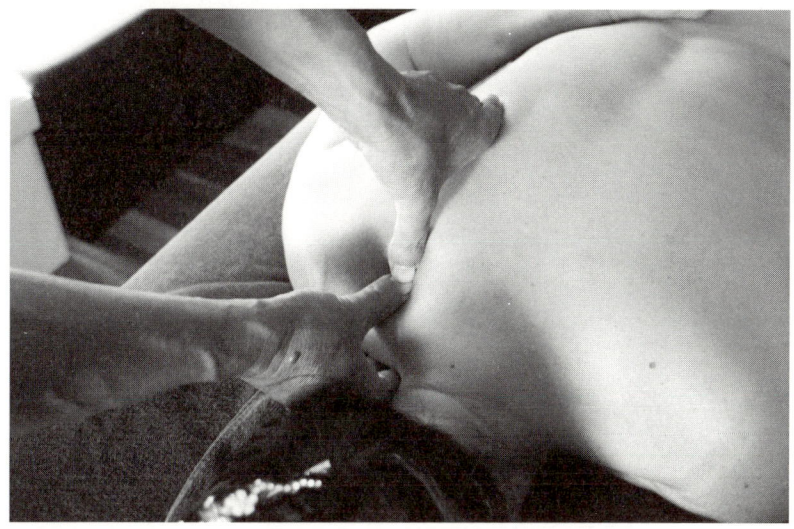

ストリッピング

手の平、手根、母指、ナックル、エルボーなどを使用し、ある程度の深い圧をかけながら、筋線維に沿ってストロークしていく方法。筋肉の緊張を深層部まで緩めていく。

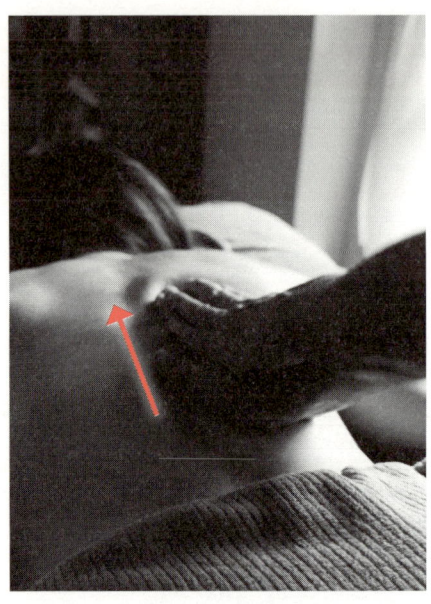

クロスファイバーストローク

筋線維の流れに直角にクロスするよう圧を加えながら横断していくテクニック。硬直した筋肉をほぐしていくのに有効。スポーツマッサージでもよく使用するテクニック。

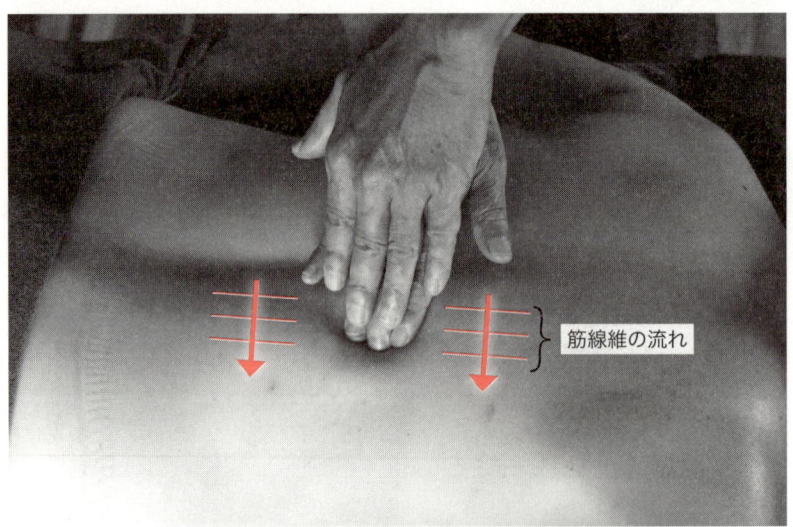

筋筋膜リリース

縮み、ねじれ、癒着などを起こしている筋筋膜に対し、無理のない持続的な引き伸ばしやローリング、ストローク、押圧などを行う。

クロスハンドストレッチ

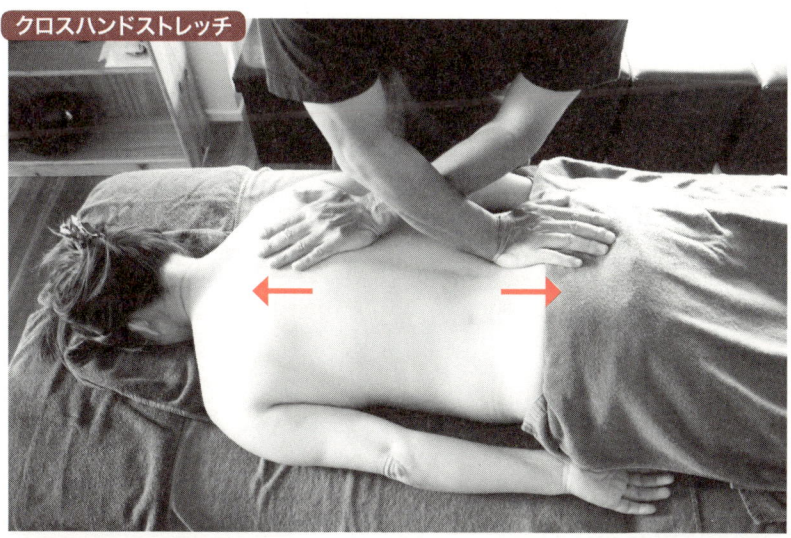

スキンローリング

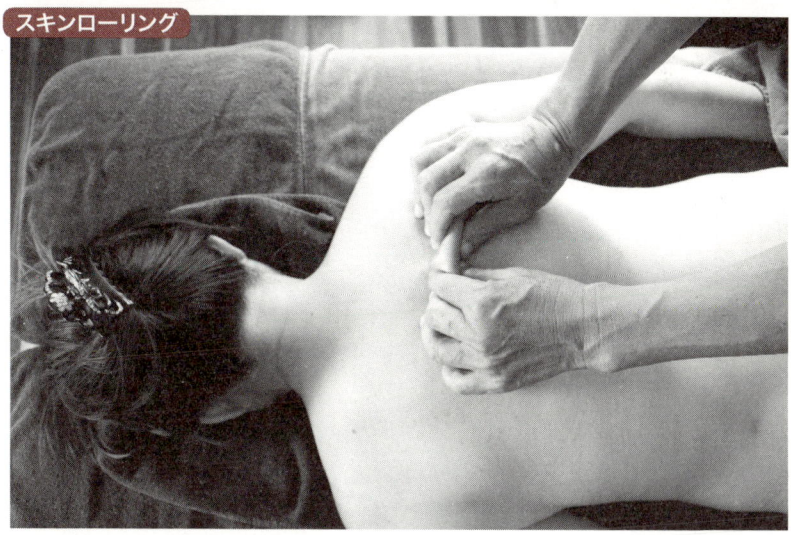

マッスルエナジーテクニック

固まって動きの悪くなっている筋肉に、筋肉の長さを変えずに筋肉収縮（筋肉の等尺性収縮＝アイソメトリックコントラクション）を与え、その後、筋肉をリラックスさせる（休ませる）と、筋肉が活性化され自発的に解放されるという原理を応用したテクニック。

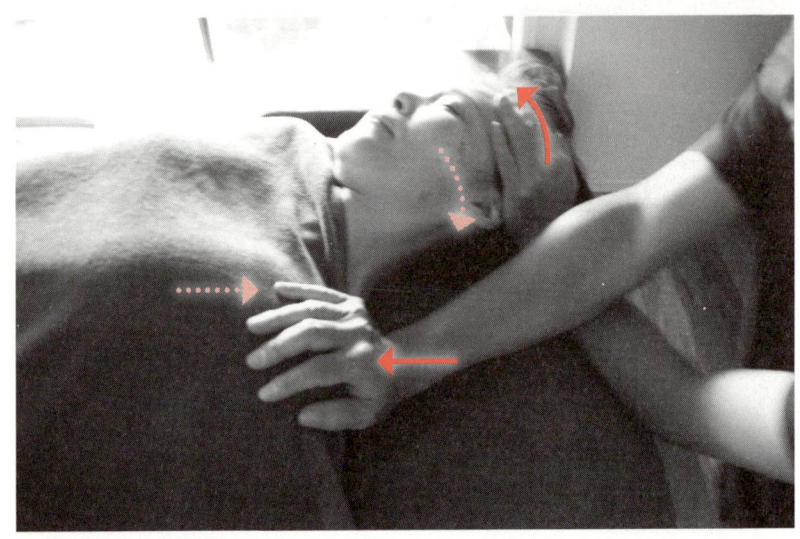

プレッシャーポイントテクニック

経絡上にあるポイントを押圧していく指圧的なテクニック。

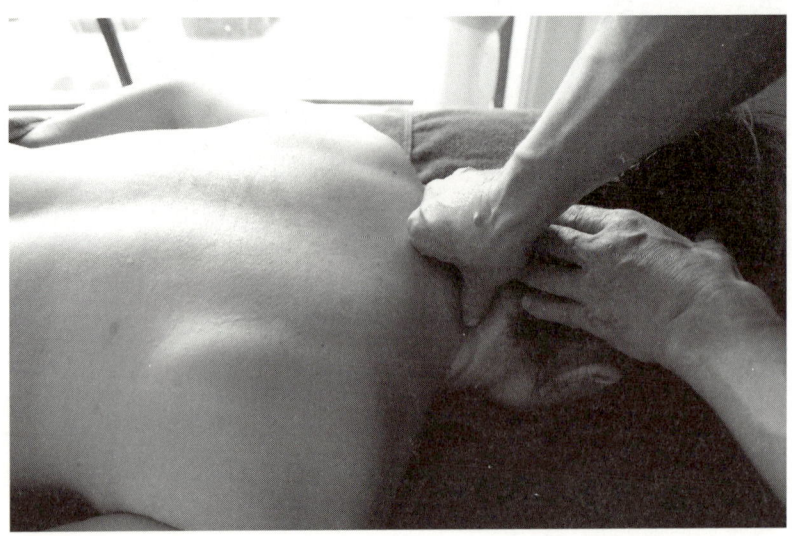

二指（四指）圧迫法

母指と二指または四指で筋束を掴み緩めていく。

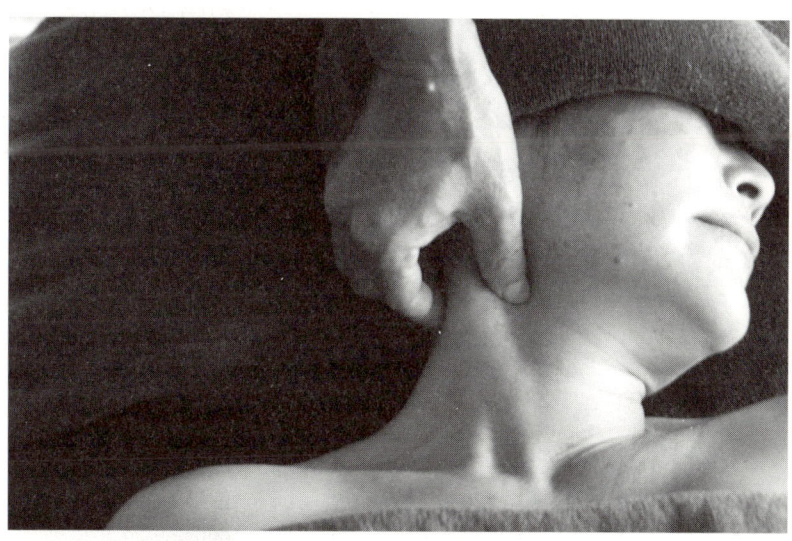

エナジーワーク

セラピストの手から高次元のエネルギーを送波したり、ネガティブエネルギーをクレンジングしたりするテクニック。

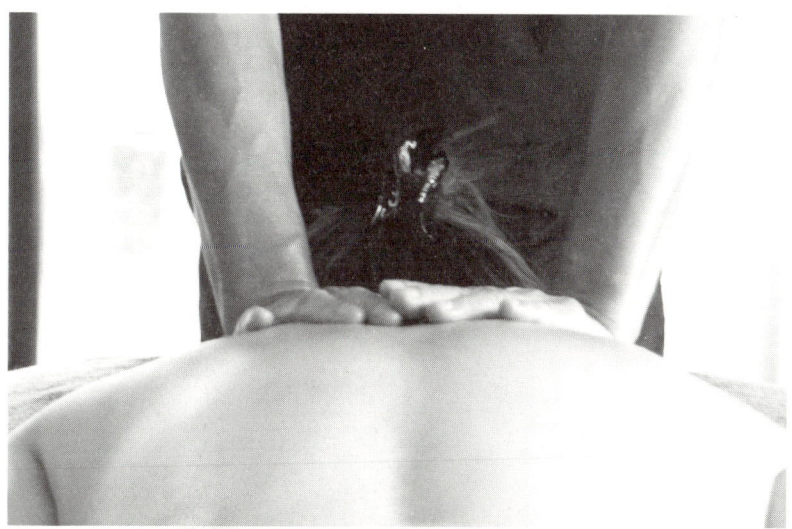

筋肉の構造

　私たちセラピストは、筋肉（骨格筋）の状態を調整していくのが主な仕事です。筋肉の構造がどうなっているのかをしっかり理解することが、良い施術を行うための基本です。

　筋肉を簡単に描くと、丈夫な袋の中にソウメンの束を何本も入れて両端を縛ったような構造になっています。

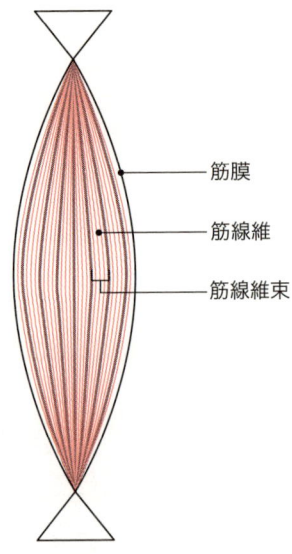

　この袋＝筋膜、ソウメン＝筋線維、ソウメンの束＝筋線維束（きんせんいそく）とイメージしてください。

　筋肉の構造をさらに正確に見ていったのが次頁の図です。

筋肉の構造

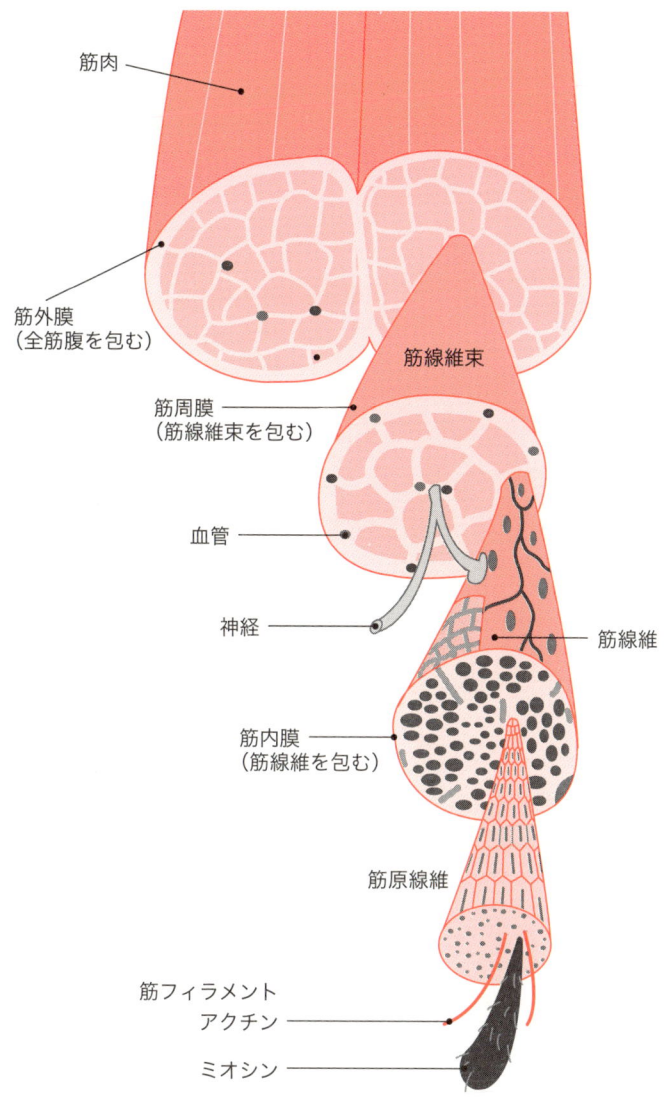

筋肉はいくつかの筋線維束が重なってできており、その筋線維束は、筋線維から成り、筋線維は筋原線維から成り、筋原線維は筋フィラメント、筋フィラメントはアクチンフィラメント、ミオシンフィラメントが集まった筋節の連続から成り立っています。

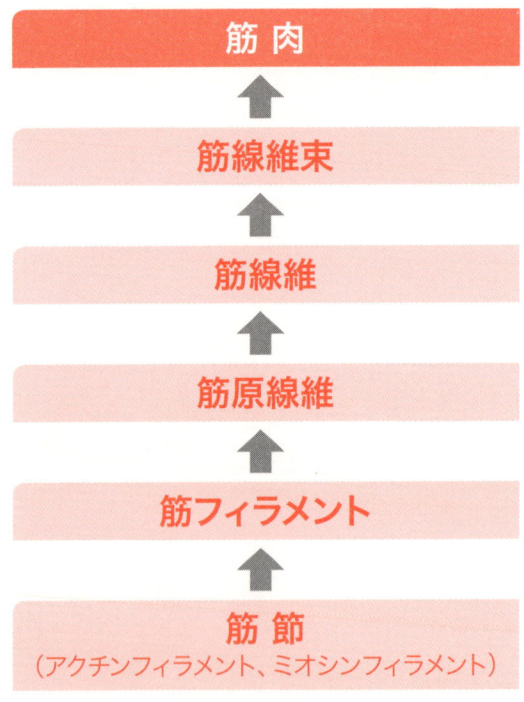

　筋肉は、筋膜という薄くて丈夫な膜で覆われ、その中の筋線維束も、その中の筋線維も、筋膜で覆われています。

凝りのメカニズム

「凝り」というのは、筋肉の中で何が起こっているのでしょうか？

ここでは、多くの人が悩まされる「肩凝り」を例に挙げてご説明しましょう。そもそも肩まわりの筋肉は、個人差はありますが、通常4～5kgもある頭を支え、かつ片方で3～4kgの腕をつり下げています。日常生活のさまざまな姿勢や動きの中で、これらの筋肉に多くの負担がかかり、無意識に酷使していることになるわけです。結果として生じる筋肉疲労は、筋緊張を増加させて筋肉を硬くし、正常な筋の収縮と弛緩を妨げ、血行障害をもたらします。

健康な筋肉にはほどよい弾力があります。そしてこれは筋肉を形成している細胞内に水分や血液がスムーズに循環していることが基本となります。しかし同じ姿勢や動きをずっと続けていたり、過労や睡眠不足が続いたり、ストレスがたまったりすると血行不良となり、その結果、筋肉がだんだんと硬くなってきます。こうした筋肉のこわばりを「凝り」といい、その中でも肩周辺の筋肉に起こるものを「肩凝り」と言います。

筋肉は、1本の太いかたまりではなく、非常に細い筋線維が数百から数千もの単位で集まったもの。その中には血管や神経も通っています。わかりやすくいえば、前述したように、丈夫な袋の中にソウメン（筋線維）の束が詰め込まれたようなものです。

筋肉に負担がかかると、このソウメンの束が緊張し、1本1本のソウメンが短く太くなって筋膜の袋いっぱいに広がり、袋はパンパンになって硬く膨れ上がります。すると、筋膜の中でソウメンの押しくらまんじゅうが起こります。その圧力で押しつぶされるのが、筋線維の中を走る血管です。その結果、血液の流れが悪くなります。筋肉を動かすにはエネルギーが必要ですが、このエネルギーをつくるのには、ブドウ糖と酸素

理論編

が必要となります。ところが、血液の流れが滞ると、酸素不足が生じ、普通ならエネルギーに変わるはずのブドウ糖が不完全燃焼を起こし、乳酸などの疲労物質をつくりだします。

そうして、うっ血した血液の中にそうした老廃物がドブのようにたまり、筋肉の中にある痛みの神経を刺激します。痛みや不快感があると、私たちは反射的に体に力を入れてそれに耐えようとし、筋肉の緊張はいっそう強くなります。すると、さらに血管が押しつぶされ、老廃物がたまり、やがて筋肉が硬いしこりへと変わっていきます。これが肩凝りです。

筋収縮とは

筋肉が緊張した状態、いわゆる筋収縮とはどういうものなのか詳しく見ていきましょう。

通常のリラックスした筋肉の状態では、筋節内のアクチンフィラメント、ミオシンフィラメントは、次頁図のようにブリッジの門が空いたような感じになっていますが、筋肉に負担がかかった時、筋肉はその負担に耐えようとして、筋線維が短く太くなります（筋収縮）。

この時、筋節にあるアクチンフィラメントとミオシンフィラメントがブリッジの門を閉めるような状態となります。これがクロスブリッジ説と呼ばれる説ですが、筋収縮し緊張した（凝りを起こした）筋肉内では、アクチンフィラメントとミオシンフィラメントがオーバーラップしてロックがかかってしまった状態であるといえます。

＊筋節は、アクチンとミオシンの両フィラメントがいくつか集まった単位で、その筋節がひも状につながったものが筋原線維。

通常の筋肉の状態	筋収縮が起こった状態
筋 節	筋節の短縮

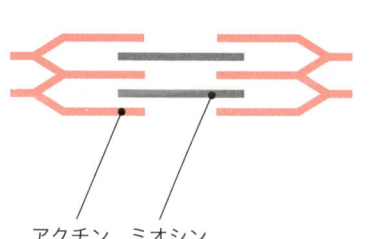
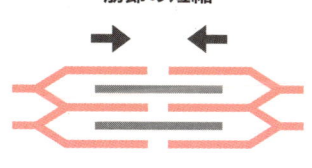

アクチン　ミオシン

筋肉の種類

筋肉は、次のように分類されます。

骨格筋	随意筋（意識的に動かせる筋）
心筋（心臓壁の筋肉）	不随意筋（意識的に動かせない筋）
内臓筋（消化管、血管壁、内臓の筋肉）	

骨格筋と起始／停止

　骨格筋は、骨格を動かす筋肉のことで、骨と骨の間に付着しています。
　その付着部には、起始と停止があり、付着部が、固定されているか動きの少ないほうを**起始**と呼び、動きの多いほうを**停止**と呼びます。骨格筋の正確な位置や作用を理解するためには、起始と停止を把握しておくといいでしょう。

トリガーポイントとは？

　私たちは、日常生活や仕事の中でさまざまな動きをし、無意識に筋肉を酷使しています。継続的な筋肉の反復動作や同じ姿勢の継続などによる筋肉のオーバーユースや過度の負担、あるいは筋肉の損傷、老化などは、筋肉にストレスを与え、緊張状態を起こします。

　また、そうした身体的要因のみならず、ストレス、怒り、悲しみ、苦痛、などの精神的な要因も、筋肉に緊張状態を起こします。

　そうした状態が長く続くと、筋線維がストレスを感じ、わかりやすい例えで言うと、紐でいう小さな結び目のようなものを作ります。そしてまた、ストレスを感じる度に、また1つ、2つと結び目を形成していきます。最初はミクロの世界の小さな話ですが、これが長期間、蓄積されていくと、筋肉の中で結び目が重なり大きく形成されていきます。

　その結び目は筋肉の中を走っている血管を圧迫し、結び目が増える度に血流障害を助長します。そして結び目は大きなしこり（硬結）となり、血流障害のため、その部分に乳酸などの疲労老廃物が蓄積されます。

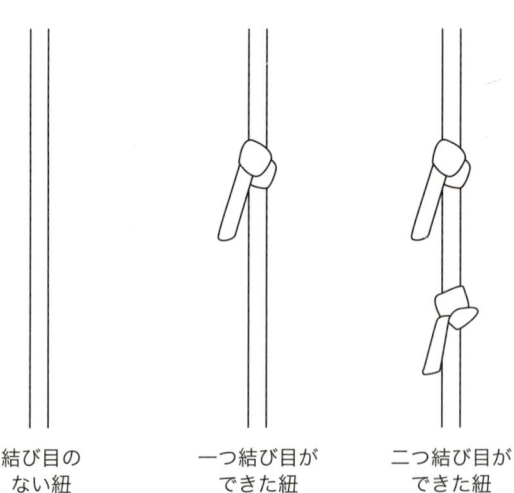

結び目の　　　一つ結び目が　　二つ結び目が
ない紐　　　　できた紐　　　　できた紐

私たちの体は、新鮮な血液と酸素を供給し、体の中でいらなくなった老廃物と二酸化炭素を排出する血液循環システムのもとに成り立っていますので、上記のような状態が起きると、そのシステムを正常に発揮できなくなり、いろいろな障害と病気を引き起こしてしまうのです。
　こうした万病の元となりうる筋肉のしこり（硬結）は、放置しておくわけにはいきません。筋肉内にできた硬結を放置しておくと、筋肉に存在する感覚のセンサーが過敏になり活性化することにより、やがて神経を刺激し、痛みやしびれなどを発する原因となります。そのポイントが引き金（トリガー）となり、その部分だけでなく、周りや離れた部位に痛みを放散(関連痛)するようになります。こうしたポイントをトリガーポイントと言います。押すとズーンというような身体の奥や周りへ響く感覚を起こします。

　関連痛のイメージを掴んでいただくために、1つの例をご紹介します。

　次頁図のように、ある家（上から見た状態）にいくつか部屋があるとします。たまたま、右上の角部屋に異臭の元になるようなものがあり、その時の風の状態や向きによって、この異臭が左下の離れた角部屋に流れるとします。左下の角部屋の人は、「なんか異臭がするなぁー」と思って、ドアや窓を開けたりするのですが、一向に異臭はとれません。なぜならば、その異臭の原因がこの部屋にあるわけではなく、右上の角部屋にあるからです。
　この異臭が離れた場所に充満している状態が関連痛によく似ています。この家を身体に置き換えた場合、痛みを感じる患部だけにアプローチするのではなく、その真の原因がどこかを突き止め、そのポイントにアプローチしない限りは、その痛みや不快感をなくしたり軽減することはできません。
　このように、トリガーポイント療法では、痛みや不快の原因を突き止

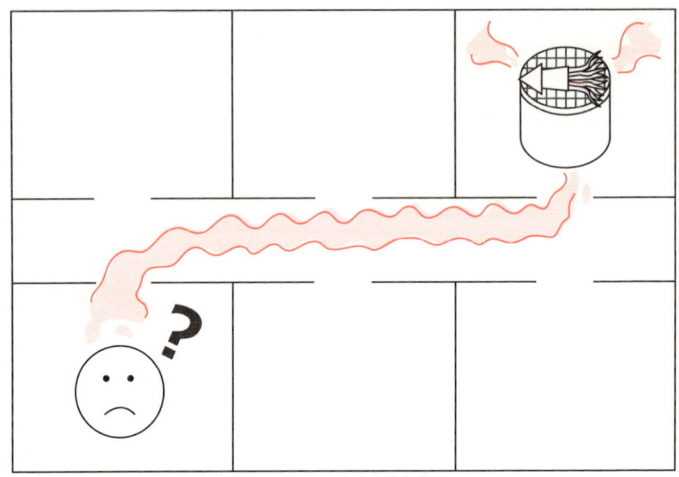

め、その原因となるポイントにアプローチしていきます。

復習 トリガーポイントとは

　トリガーポイントは、そのポイントが引き金（トリガー）となり、その部分だけでなく、周りや離れた部位に痛みを放散する（関連痛を起こす）ポイントです。

　筋肉の損傷、あるいは反復動作や同じ姿勢の継続などによる筋肉のオーバーユースや老化、心理的なストレスなどによっても形成されます。筋肉に存在する感覚のセンサーが過敏になり、活性化することにより、さまざまな痛みやしびれなどを発生させます。

トリガーポイントの構造

　筋肉がストレスを受け緊張すると、1本1本の筋線維が短く太くなり、その筋線維の集合体である筋線維束（筋線維の束）が、ロープのように固く緊張した半硬直状態となります。これを索状硬結と呼んでいます。

トリガーポイント拡大図

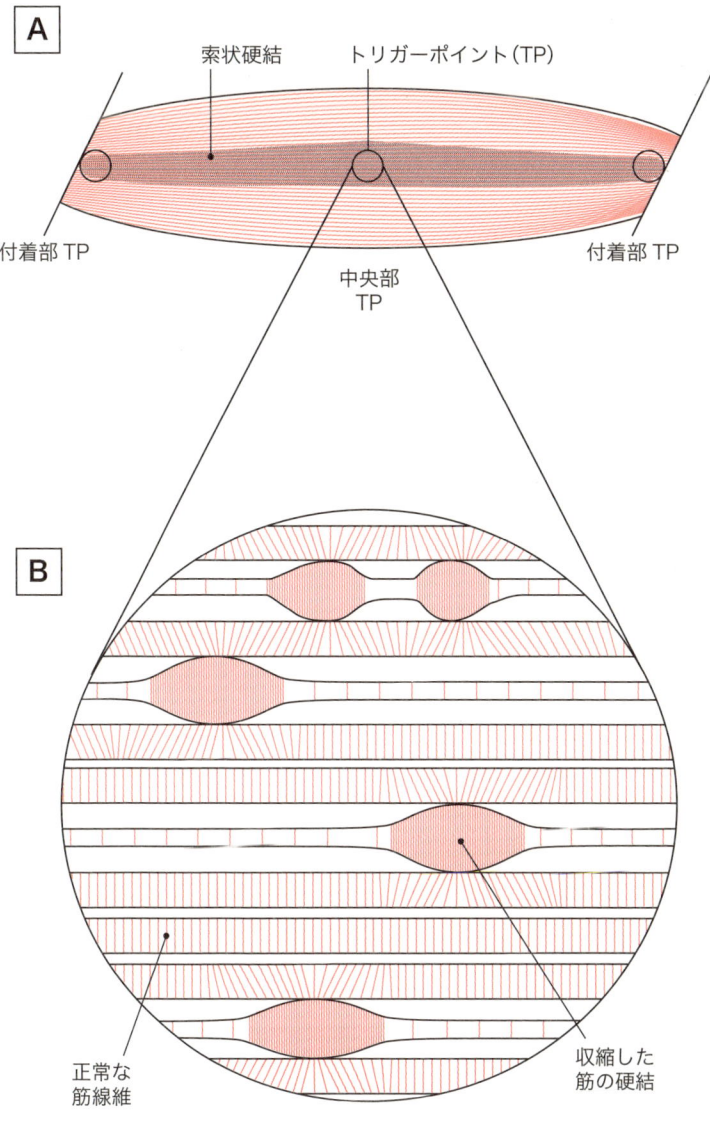

25

トリガーポイントや硬結は、この索状硬結の中に形成されます。
＊索とは、太い縄という意味。

前頁図のAは、筋肉内にできた索状硬結を示しており、その中央部にトリガーポイント（TP）が形成されています。また、その筋肉の付着部（起始、停止）付近にもトリガーポイントが形成されています。

前頁図のBは、中央部のトリガーポイントを拡大してみたものです。このようにトリガーポイントといっても、さらにその中の筋線維上に小さな硬結がいくつかあり、それが合わさって指で触診できるような1つの大きな硬結（トリガーポイント）が形成されています。

硬結の大きさは、セラピストが指先で感じ取れるのは、針の頭くらいから、大きなものだと親指くらいと様々です。

トリガーポイントの種類

トリガーポイントは、大きく2つに分けられます。潜在性トリガーポイントと活動性トリガーポイントです。私は、さらにトリガーポイントの前段階として硬結を位置づけています。

よって、トリガーポイントには、次の3段階があると考えてください。

1．硬結

結び目のような硬いしこり。トリガーポイントの予備軍。

厳密に言うと、硬結で関連痛を引き起こさないポイントは、トリガーポイントではありません。しかし、今は単なる硬結でも、やがて下記の

潜在性トリガーポイントや活動性トリガーポイントになる可能性があるため、触診で硬結を見つけたらアプローチしておく必要があります。

2．潜在性トリガーポイント

その部分を指で圧迫するとズーンというような痛みの感覚（関連痛）が身体の奥や周りへ響きます。

3．活動性トリガーポイント

指で圧迫しなくても、痛み（関連痛）を感じます。

トリガーポイント施術の前に

まず、トリガーポイントの施術に入る前に、筋肉を充分に温めていくことが大切です。いきなり、トリガーポイントのリリースをしようとすると、筋肉に損傷を与えてしまう恐れがあります。よって、次の要領でトリガーポイントを探していきます。

1. エフルラージュ（軽擦）、ニーディング（揉捏）、フリクション（強擦）などの**ウォーミングストローク**で表層から深層にかけての筋肉を充分温め、直接的なトリガーポイント施術に筋肉を備えさせる。

2. ストリッピング、クロスファイバーテクニックなどの**ダイレクトストローク**（より直接的なストローク）で、緊張した筋肉をさらに緩めていき、中に隠れている硬結を見つけやすくする。

3. 触診を行う（索状硬結および硬結を見つける）。

トリガーポイントを触診するには

　トリガーポイントを探すには、指をセンサーのようにし、触診していくことが必要です。

　各筋肉のトリガーポイントができやすい部分を示したチャート図（次頁）を参考にしながら、索状硬結（ロープがピンと張ったような固く緊張した線維束）が感じられる部分を中心に、慎重にフリクション、または指で圧しながら、コリコリとしたポイント（硬結）がないか捜していきます。

　硬結を見つけたら、指などでゆっくり圧を加えていきます。

　この硬結がトリガーポイントであれば、圧があるレベルに達した時、ズーンというような痛みの感覚が身体の奥や周りへ響く感じをクライアントが訴えます。「そこ、そこー、そこが当たってますー」というように、クライアントも今までとは違う感覚を感じます。

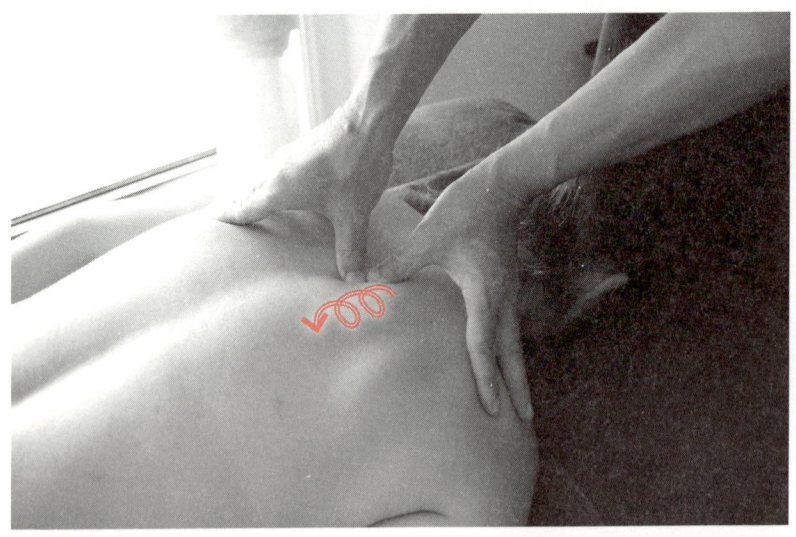

この場合、両母指を付き合わせフリクションしながら、触診している。圧は浅い部分から深い部分まで探っていく。

＜例：斜角筋のチャート図＞

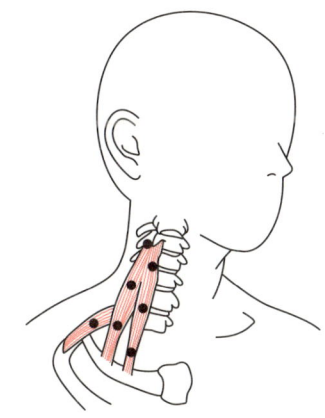

斜角筋のトリガーポイントができやすい位置。

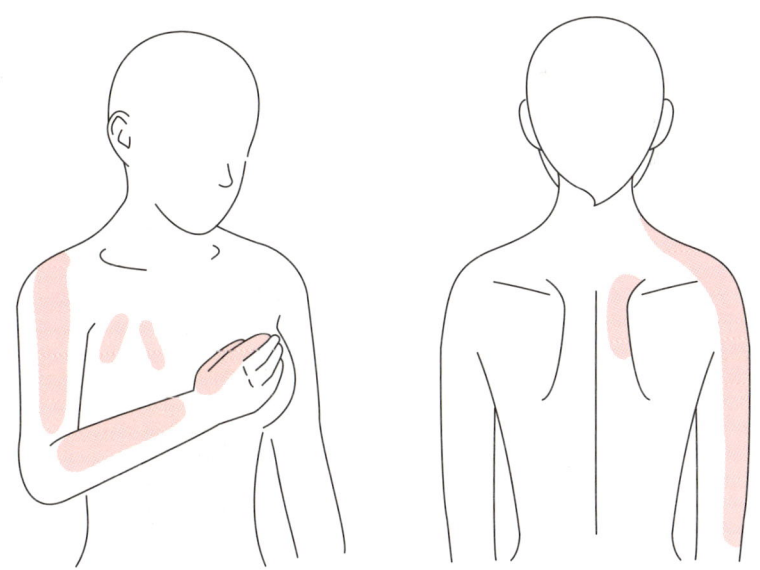

着色部分は、そのトリガーポイントによってもたらされる可能性のある関連痛ゾーン。

トリガーポイントの位置は、個人によって異なります。

トリガーポイントができている場合もあれば、できてない場合もあり、その位置や感じ方もまちまちです。

トリガーポイントの施術法

トリガーポイントの興奮してしまったセンサーを沈静化させる、つまり活性化したポイントを不活性化させるには、局所の血液循環が悪くなっている部分の血液の流れを改善してあげることが必要です。

トリガーポイントが形成されている筋肉は縮んでしまっており、それにより毛細血管も圧迫されているので、物理的な刺激を加え縮んだ筋肉を伸ばし、血管を拡張させ、血流を改善させていきます。

触診などでトリガーポイントを見つけたら、次の手順でアプローチします。

● ステップ

1. 指、あるいは手、拳、肘などを使ってゆっくりと圧を加えていく。（クライアントにゆっくり息を吐かせると同時に、セラピストも息を吐きながら押圧すると良い。）

2. 硬結の抵抗を感じたら、そこで静止圧迫を行い、表面が緩んでいくのを待つ。

3. セラピストは、指の下で硬結がゆっくり緩んでいく、融けていくイメージを持つ。

4. 抵抗が緩まったら、再び新しい組織（表面が緩んだ後の組織）に向

かって圧を加えていく。また新しい抵抗を感じたら、そこで止めて、力を加えたままでしばらく待つ。

5．以上を何度か繰り返します。

　加えていく圧は、静止圧迫（スタティックプレッシャー）です。ゴリゴリと力で揉みほぐすよりは、10秒ほどじっと圧を加えていくのが有効とされています。

ペインスケール

10　耐えられない圧
⋮
7　**痛気持ちいい圧**
⋮
0　羽を触れているような圧

　圧加減は、ペインスケールといって、クライアントが耐えられない圧を10としたら、7くらいの圧で行うのが適切だとされています。日本語でいうと、痛気持ちいいくらいの圧と思ってください。
　10秒ほど静止圧を加えていくと、前述のステップ2のように組織の抵抗が徐々に緩んでくるのが感じられます。そうすると、クライアントが感じるペインスケールも7から6、5、4…に下がってきますので、ステップ4のとおり、さらにペインスケールが7に戻るように加圧し、10秒ほど静止圧、また、さらに10秒静止圧というように、10秒の静止圧迫3回を1セットとして、段階的加圧法を行ってみてください。
　個人の状態によっては、最初の10秒〜30秒だけでは組織の抵抗が緩んでくるのを感じない場合もあります。さらに2セット、3セットと行ってみてください。

長い期間をかけて蓄積された硬結は、すぐには緩まないものです。しかし、正しい施術により、確実にその状態は徐々に良くなっていくはずですから、次回、さらに次回というように、定期的な施術を勧めてください。

段階的加圧法（1セット）

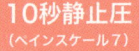

トリガーポイントと筋肉

　トリガーポイントは各筋肉内に形成されます。

　トリガーポイントセラピーを行うには、各筋肉の位置や作用について知ることが大切です。

　筋肉の位置を明らかにする上で、各筋肉の骨との付着部がどこにあるかを知っておくと良いでしょう。前述したように、付着部で固定されているか動きの少ないほうを起始。動きの多いほうを停止と呼んでいます。

起始	筋肉の骨との付着部で固定されているか、動きの少ないほう。
停止	筋肉の骨との付着部で動きの多いほう。

　例えば、肩甲挙筋の場合、起始が第1〜4頚椎の横突起で、停止が肩甲骨の上角という肩甲骨の内側縁の角に付着しています。

筋肉の知識が施術に活かされる理由

筋肉の骨との付着部は負担がかかりやすいため、しこりができやすい。つまり、起始・停止のポイントを把握すれば、しこりを見つけやすくなり、的確な施術ができるというわけだ。また、筋肉の作用を知れば、クライアントの主訴や生活スタイルを聞いた時に、しこりや張りがある箇所を想定しやすくなる。

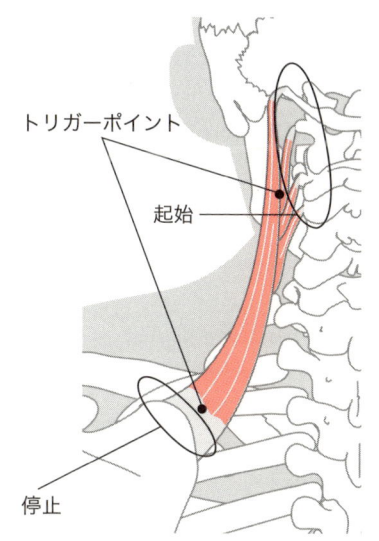

起始や停止という筋肉の骨との付着部あたりは、何かと負担がかかりやすく、硬結やトリガーポイントが形成されやすいので、ポイントを触診していく上で手がかりとなります。

多層構造で構成される筋肉

筋肉は多層構造になっています。表層筋から次々と筋肉を剥いでいくとどうなるでしょう？　背部の筋肉の一例を見てみましょう。

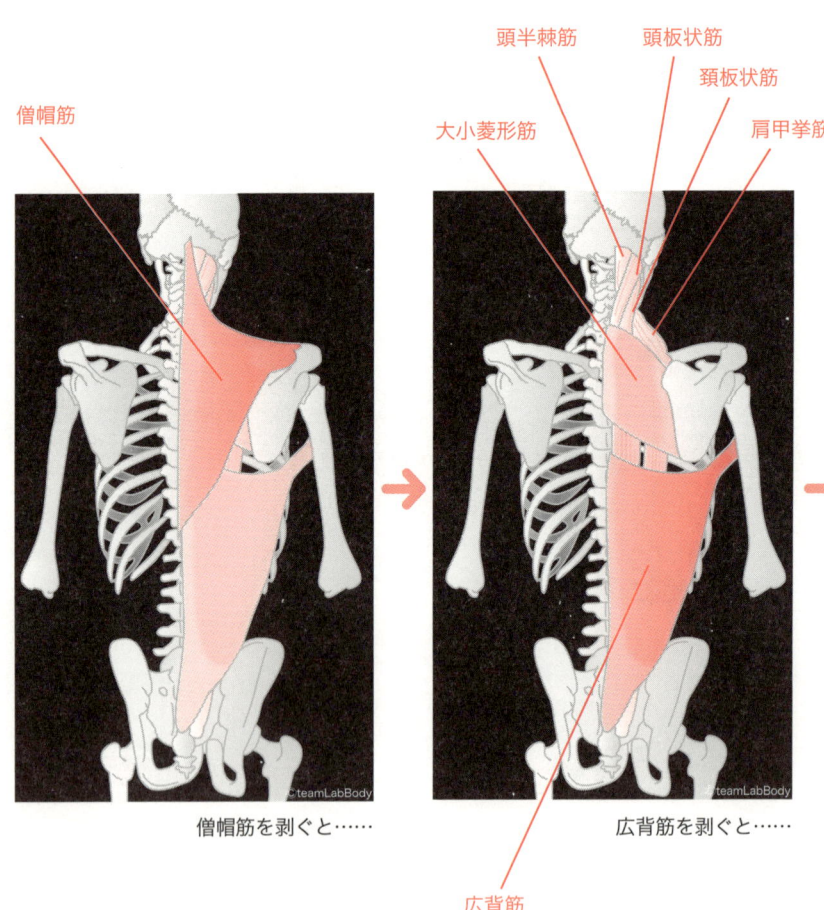

脊柱起立筋

上後鋸筋

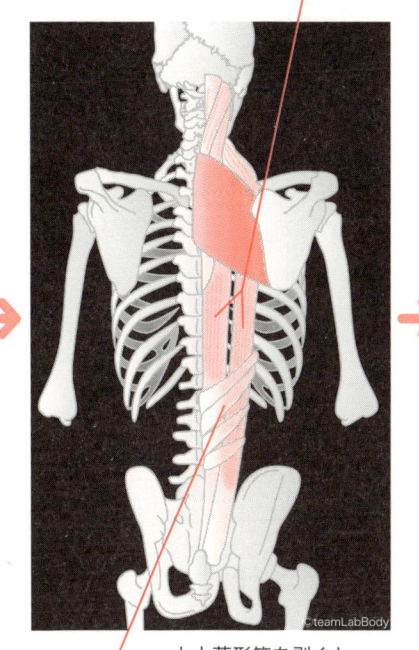

理論編

→

大小菱形筋を剝ぐと……

下後鋸筋

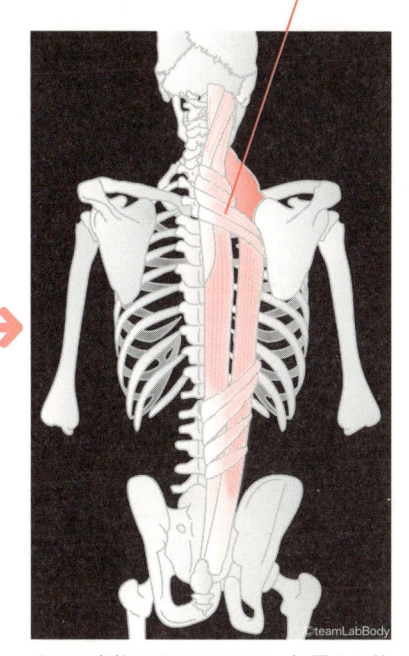

さらに脊柱に至るまでには、何層もの筋肉が複雑に重なっている。

トリガーポイント施術の心得

1. 最初に充分に身体の筋肉をほぐしてから行うようにしましょう。

2. 症状を訴えている患部は、特にニーディングなどで念入りにほぐしましょう。

3. フリクションなどで触診しポイントを見つけたら、ペインスケールの7、つまり痛気持ちいいくらいの圧で静止圧迫してください。痛すぎる圧は、筋肉に損傷を与えてしまう恐れがありますので注意しましょう。

4. 硬結は、簡単にすぐに解けるものではありません。じっくりゆっくり時間をかけ、1回の施術だけでなく継続的な施術を心がけてください。

5. 硬結が形成された原因は、クライアントの日常生活、姿勢、精神ストレスなどに起因することが多いです。そうしたことから見直すこともアドバイスしてください。

注意点
・患部を指などで圧迫していった時に、クライアントが患部に鋭い（シャープな）痛みを訴える場合は、炎症が起こっている可能性が高いので、その場合は、氷や冷湿布などで冷やして炎症を鎮めるのが有効です。その状態でのトリガーポイント療法は逆効果になる可能性がありますので避けてください。
・症状の原因はさまざまです。原因が筋肉にない場合も考えられますので、症状が一向に良くならない場合などは、病院での検査などを勧めてください。

実践編

症状、筋肉別の
トリガーポイント
施術方法

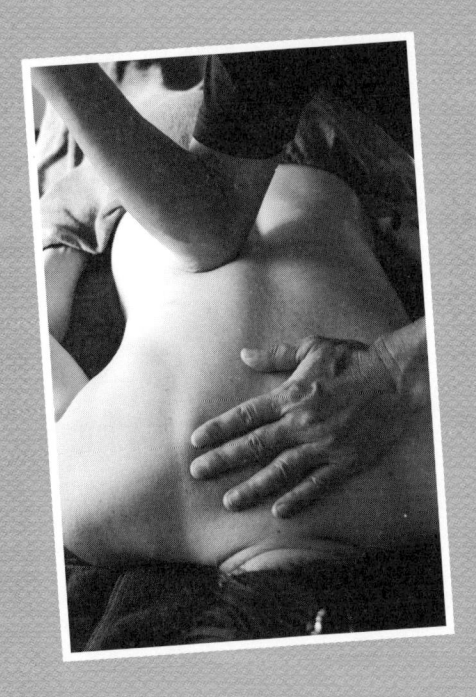

- 肩凝りに関係する筋肉
- 首凝り、頭痛に関係する筋肉
- 背痛に関係する筋肉
- 腰痛、坐骨神経痛に関係する筋肉
- 膝痛に関係する筋肉
- 筋肉痛、こむらがえりに関係する筋肉
- 大腿部後部の痛みに関係する筋肉

肩凝りに関係する筋肉

僧帽筋
そう　ぼう　きん

　僧帽筋は、背中、肩、首にかけて幅広くカバーしています。

　僧帽筋は、頭頚部を後ろに倒したり、回旋させたりなどの動きに関係し、特に、肩上部から首にかけての僧帽筋上部線維は、腕や肩を持ち上げるのに大切な働きをしています。

　日常生活では、肘を浮かせて行う作業、例えば、洗濯物を干したり、重いカバンを持ったりするような動作で使用しています。職業的には、美容師さんの多くが凝りを作りやすい筋肉です。

　僧帽筋は大きな筋肉であることから、次頁図のように、僧帽筋上部線維、中部線維、下部線維に分けられます。ここでは、肩凝りに関係する僧帽筋上部線維および中部線維のトリガーポイントの施術例を解説します。

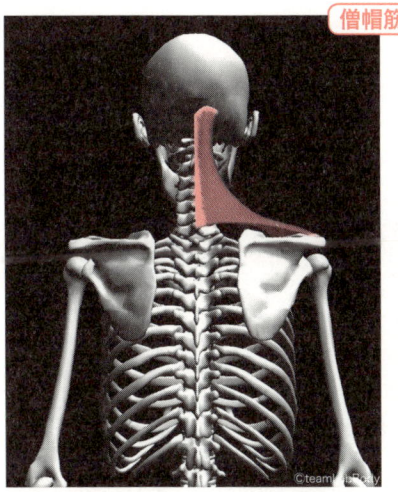

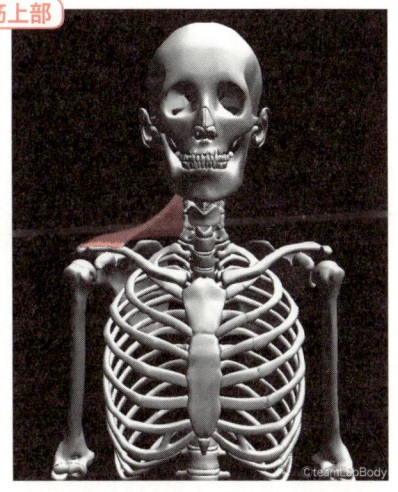

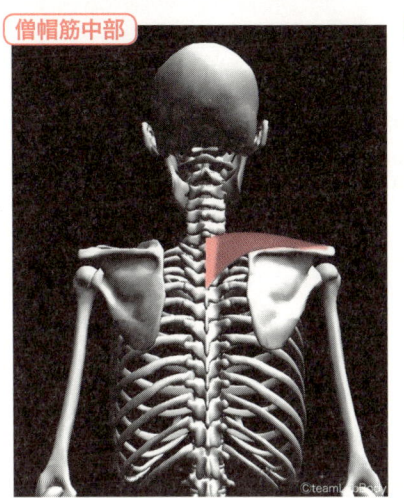

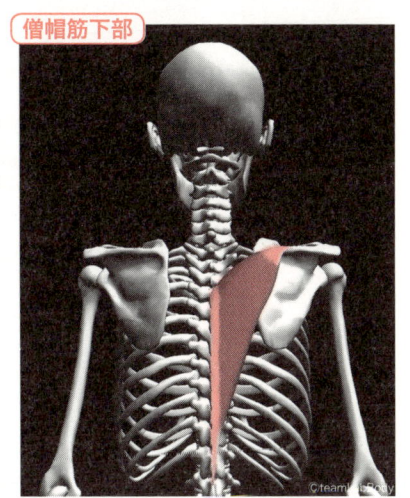

僧帽筋上部

僧帽筋中部　　　僧帽筋下部

実践編　肩凝りに関係する筋肉

- ●僧帽筋上部
起始：後頭骨、頸椎の棘突起
停止：鎖骨の外側3分の1

- ●僧帽筋中部
起始：第1〜6胸椎の棘突起
停止：肩甲骨の肩峰

- ●僧帽筋下部
起始：第7〜12胸椎
停止：肩甲棘

作用：肩甲骨を上げる、下げる、頭頸部の伸展（後ろに倒す）、回旋。

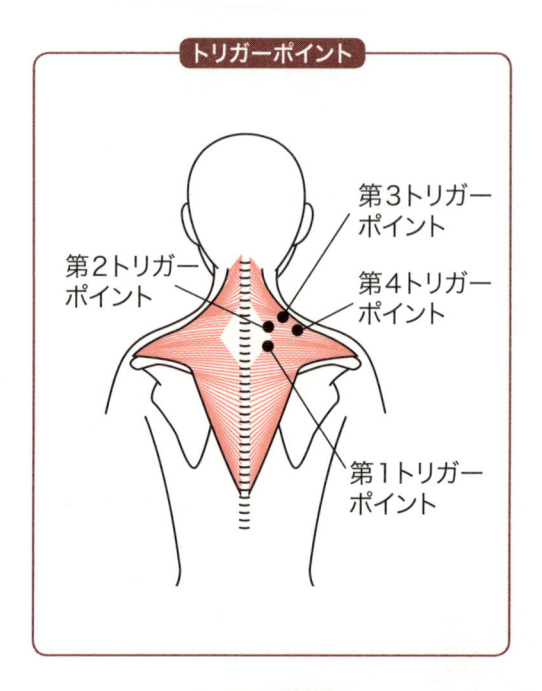

トリガーポイント

第2トリガーポイント
第3トリガーポイント
第4トリガーポイント
第1トリガーポイント

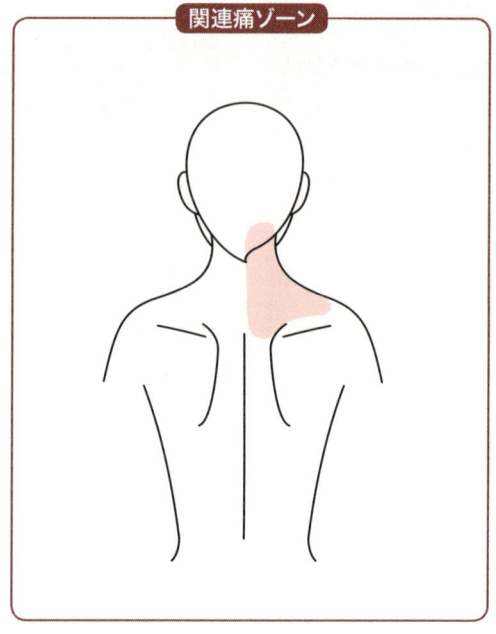

関連痛ゾーン

実技（うつ伏せ）

　トリガーポイントセラピーを始める前は、必ずエフルラージュやニーディングなどで筋肉を充分温めてから行ってください。

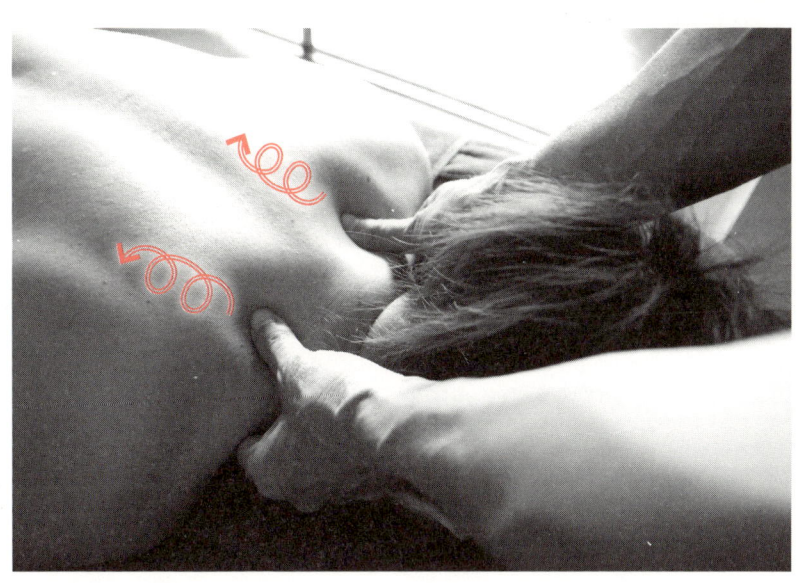

1 肩全体を母指と四指で掴むようにし、母指を肩上部（僧帽筋上部線維および中部線維）に当たるようにし、フリクションしながら触診していく。

　チャート図の４つのポイント周辺を特に探っていきます。表面だけでなく、深部のほうも触診します。慢性的な凝りを持つ人は、凝りが深部に沈んでいるケースが多いですので、深い圧も入れながら行ってください。

実践編　肩凝りに関係する筋肉

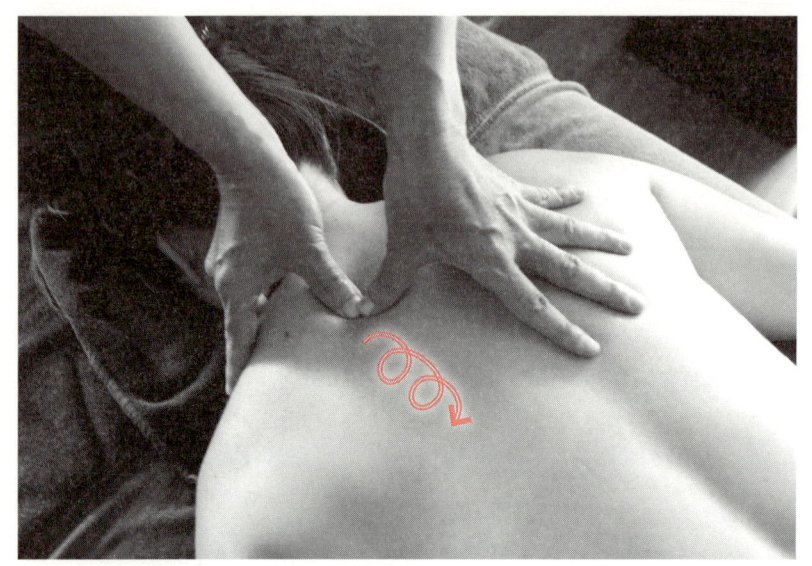

2 両母指でサークルを描くようにフリクションしながら触診していく。

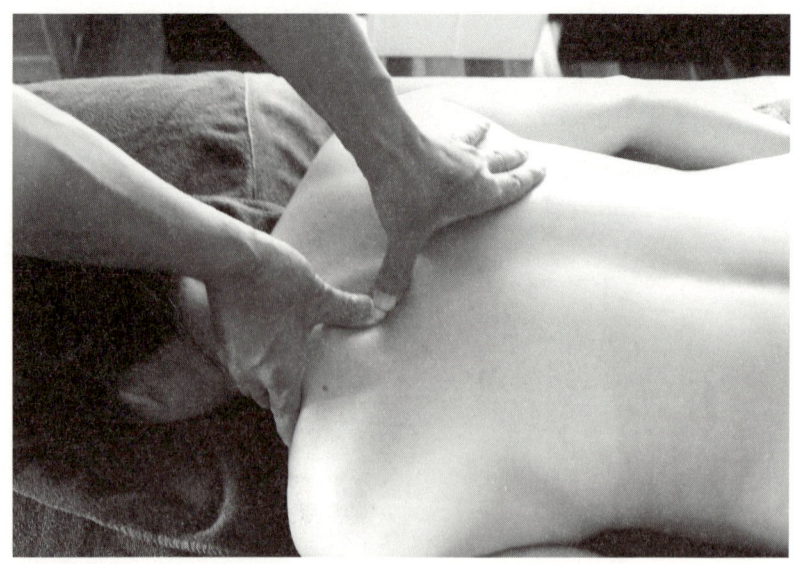

3 第1トリガーポイント付近を触診し、硬結があれば静止圧迫する。

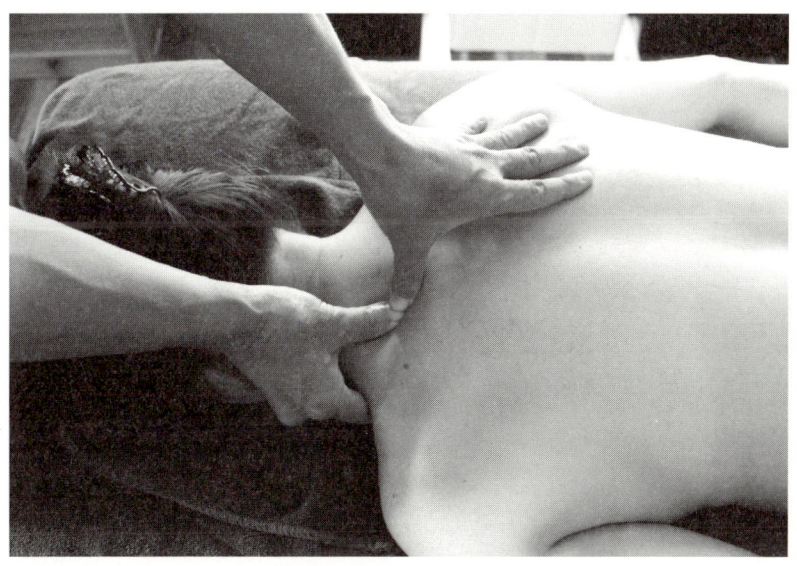

4 第2トリガーポイント付近を触診し、硬結があれば静止圧迫する。

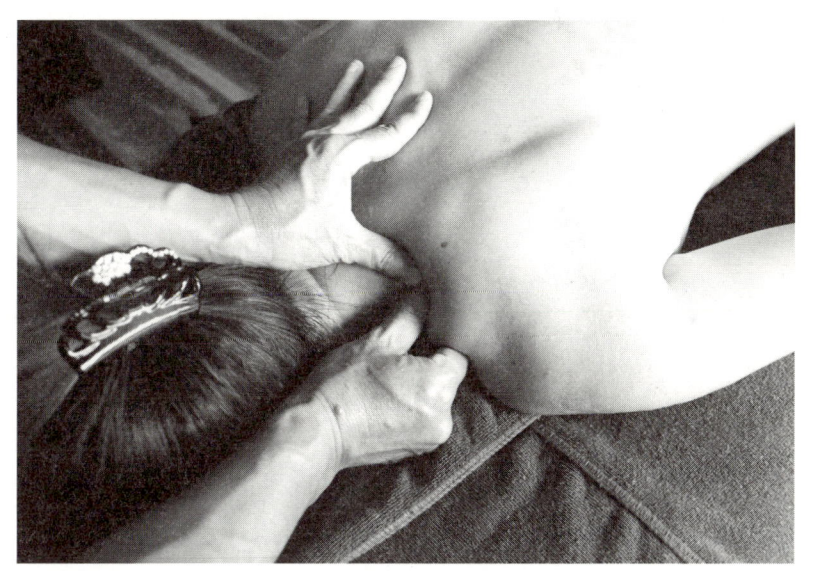

5 第3～4トリガーポイント付近を触診し、硬結があれば静止圧迫する。

実践編 肩凝りに関係する筋肉

コリコリしたしこりを見つけたら、その部分（硬結）に親指で圧を加えていきます。

　その時に、クライアントにどんな感じがするかを尋ねます。ズーンというような痛みの感覚が身体の奥や周りへ響くようであればそこがトリガーポイントです。

　ペインスケールで7くらいの、痛気持ちいいくらいの圧を加えていきます。痛すぎる圧は、クライアントがどうしても抵抗しようとして力が入ってしまうので、施術者の圧がスムーズに入っていきません。また、圧が強すぎると、筋肉に損傷を与えてしまう可能性もありますので注意してください。

　前述したトリガーポイント施術法、ステップ1〜5の手順（30〜31頁参照）で段階的静止圧迫を行ってください。

　もし、硬結部分にクライアントが関連痛を訴えなくても、凝りの固まりがあることは、トリガーポイント予備軍の可能性もありますし、放置しておくことは、血液循環の妨げとなりますので、緩めていってください。

　僧帽筋は、肩凝りの方のほとんどの人がトリガーポイントが形成される筋肉ですので、触診でできる限り多くのトリガーポイントを探っていき、緩めていってください。

　次のポイントは、僧帽筋上部線維の肩のトップに存在します。

実技（仰向け）

このポイントは、仰向けの状態の方がアプローチしやすいでしょう。クライアントの首を横に倒し、四指を肩の下に入れ、母指でポイントを触診していきます。硬結を見つけたら、ゆっくり圧していきます。肩凝りの人で、この位置にトリガーポイントが存在する人は非常に多いです。じっくりほぐしてあげましょう。

トリガーポイントと関連痛ゾーン

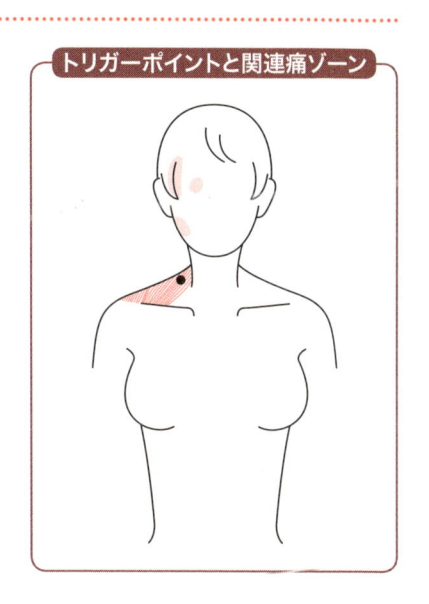

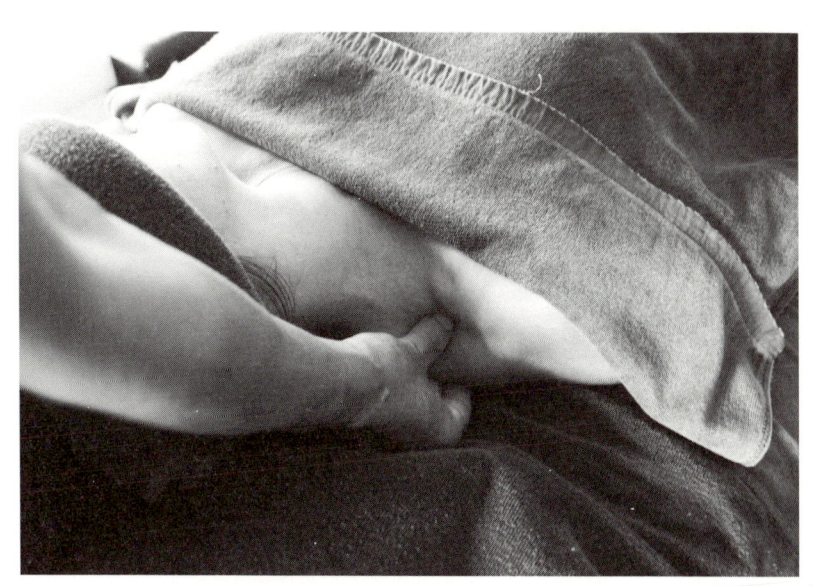

1 クライアントの首を横に倒し、四指を肩の下に入れ、母指でポイントを触診し静止圧迫する。

肩甲挙筋
けん こう きょ きん

　肩甲挙筋は、字のごとく、肩甲骨を挙げる作用に関係している筋肉です。

　重いカバンを持ったり、肩をすくめたりする時に働いています。重いリュックサックやショルダーバッグを肩にかけたりすることで負担がかかる筋肉です。ストレスや緊張などで無意識に肩が上がった姿勢でも肩甲挙筋に負担をかけます。

　この筋肉が緊張すると、肩や首の凝りの原因となります。

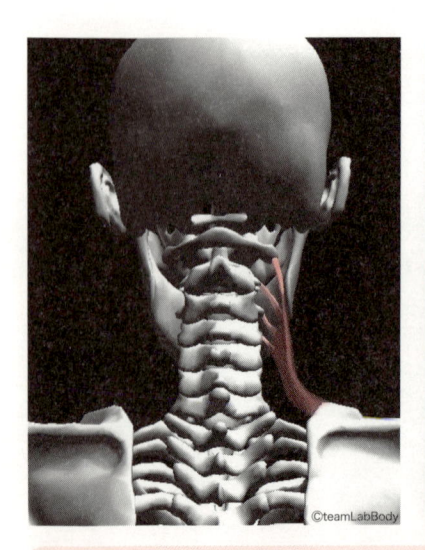

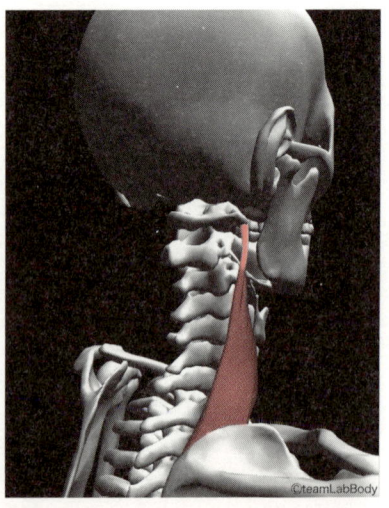

起始：第1～4頚椎の横突起
停止：肩甲骨の上角
作用：肩甲骨を上げる。

トリガーポイント

第3トリガーポイント

第1トリガーポイント

第2トリガーポイント

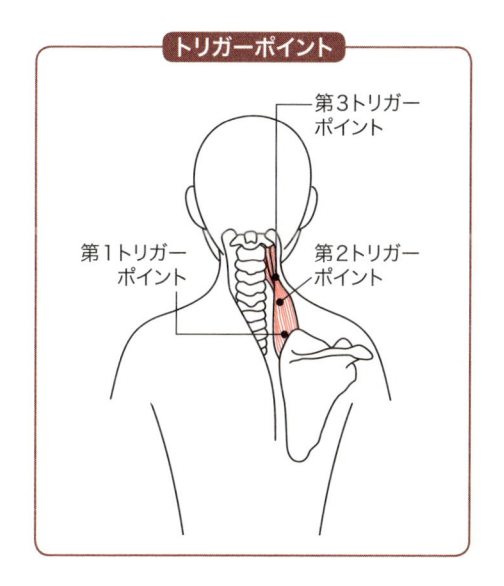

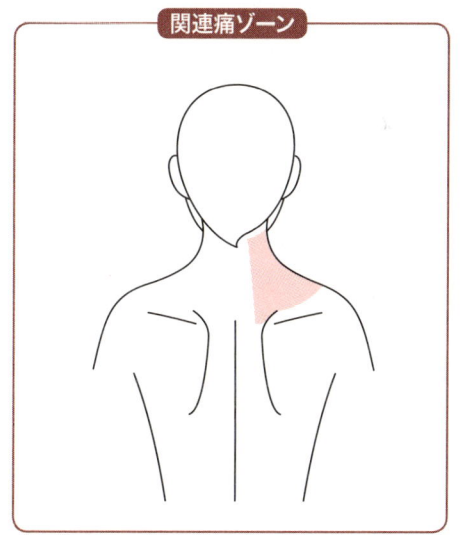

関連痛ゾーン

実践編 肩凝りに関係する筋肉

　チャート図の3点が、特にトリガーポイントが存在しやすい位置です。第1点は、肩甲骨の上角（内側上部の角）の筋肉付着部付近。第2点は、首の付け根付近。第3点は、頚椎横突起の付着部付近です。

実技（うつ伏せ）

　施術者は、クライアントの腕を背中にまわし、肩甲骨を浮き上がらせて、肩甲骨の上角の位置を確認します。

　そして上角に付着している肩甲挙筋のポイントを、写真のように、左右の親指をつき合わせ、ゆっくりストロークしながら、凝りのポイントを見つけてください。私の経験では、肩凝りに悩むほとんどの方はこの上角の付着部付近に硬結があります。

　ポイントを見つけたら、前述したトリガーポイント施術法、ステップ1～5の手順（30～31頁参照）で段階的静止圧迫を行ってください。

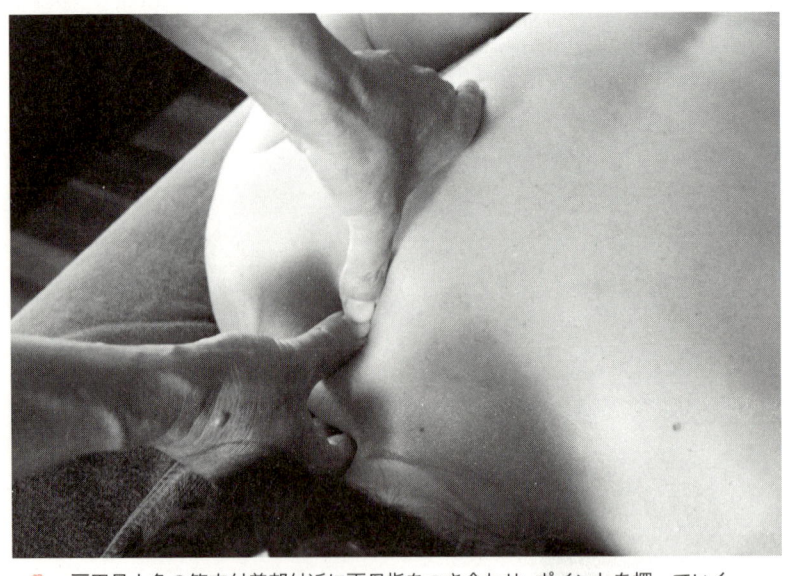

1 肩甲骨上角の筋肉付着部付近に両母指をつき合わせ、ポイントを探っていく。

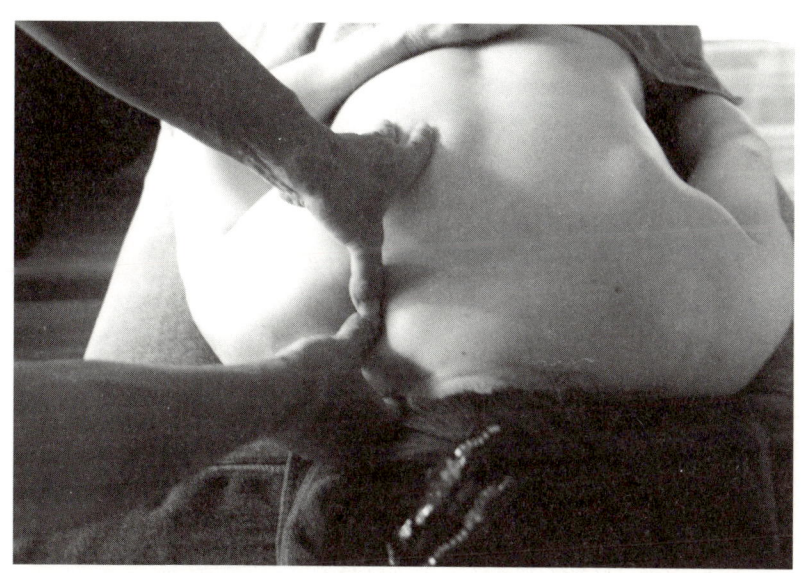

2 第1トリガーポイントの静止圧迫。

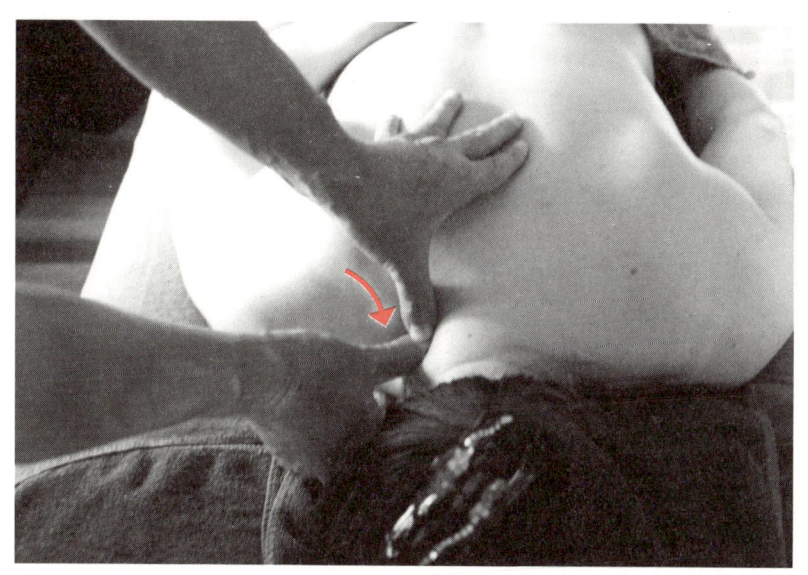

3 第1トリガーポイントから両母指をつき合わせたまま、第2トリガーポイント（首の付け根付近）へストロークしていき、触診し、硬結があれば静止圧迫する。

実践編 肩凝りに関係する筋肉

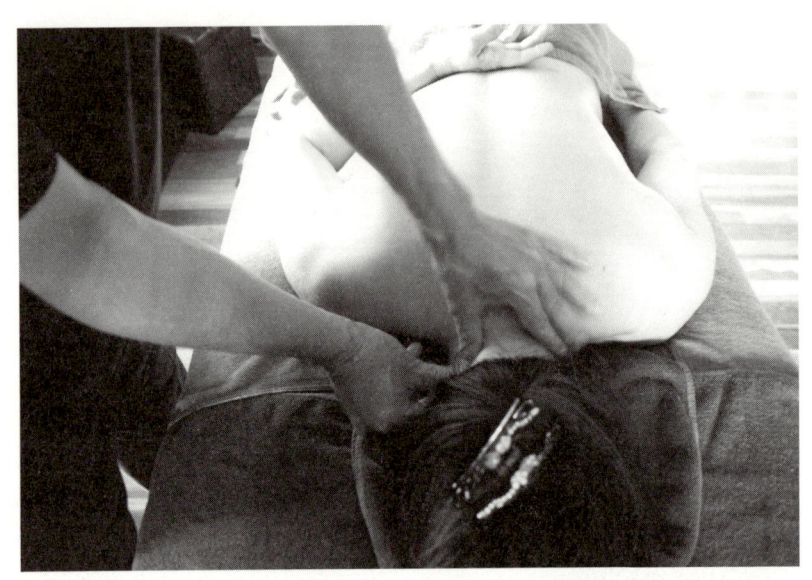

4 第3トリガーポイント（頚椎横突起の付着部付近）を触診し、硬結があれば静止圧迫する。

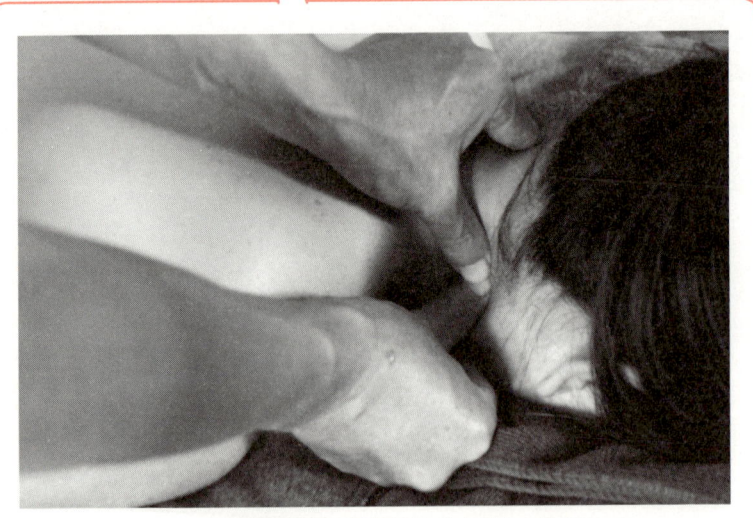

第3トリガーポイント（頚椎横突起の付着部付近）を横から見たところ。

棘上筋
きょくじょうきん

　棘上筋は、肩甲骨の肩甲棘という横に走る骨の上に位置し、上腕骨のトップの大結節（隆起した部分）に付着（停止）しています。棘上筋は、重いスーツケースなどの持ち運び、腕を上げた状態での作業、パソコンのマウスの長時間使用などの反復運動で問題を起こしやすい筋肉です。

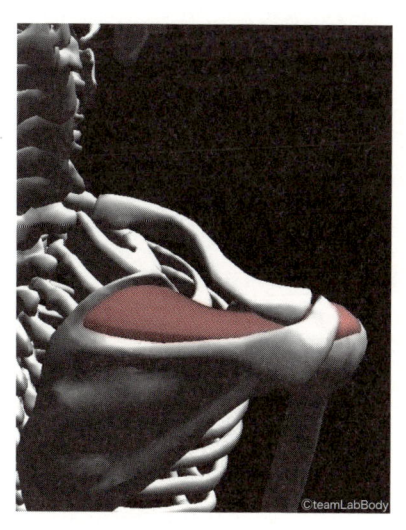

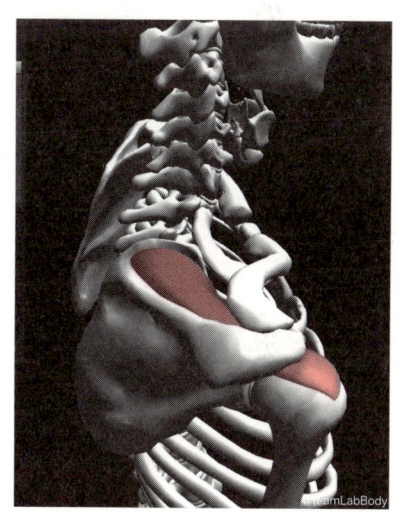

実践編　肩凝りに関係する筋肉

起始：肩甲骨の棘上窩
停止：上腕骨の大結節
作用：腕の外転。

トリガーポイント

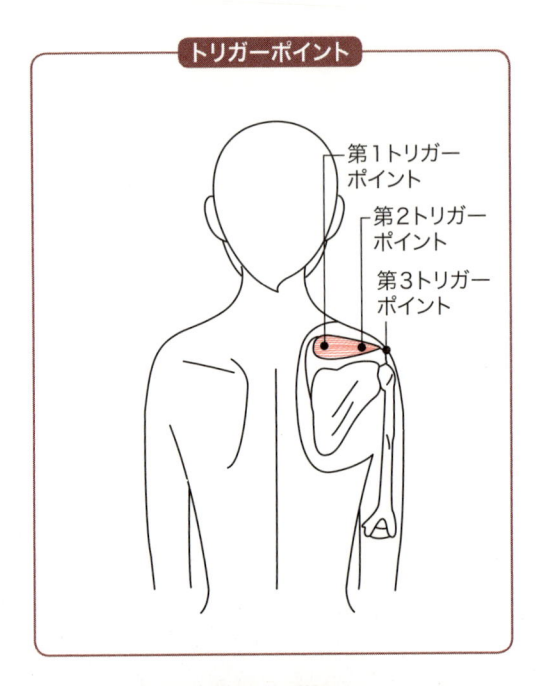

- 第1トリガーポイント
- 第2トリガーポイント
- 第3トリガーポイント

関連痛ゾーン

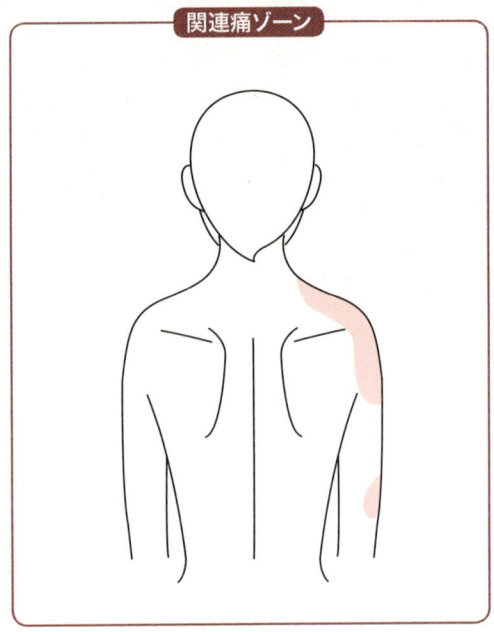

実技（うつ伏せ）

うつ伏せの状態で、クライアントの腕を背中にまわします。そうすると、肩甲骨が浮き出てきますので、肩甲骨棘を見つけやすくなります。

肩甲骨棘を見つけたら、その上の筋肉を両親指で交互にスライドするようにフリクションやストリッピングしていき、図の位置を参考にしながら、凝りのポイントを見つけてください。

同じように、段階的静止圧迫を行っていきます。

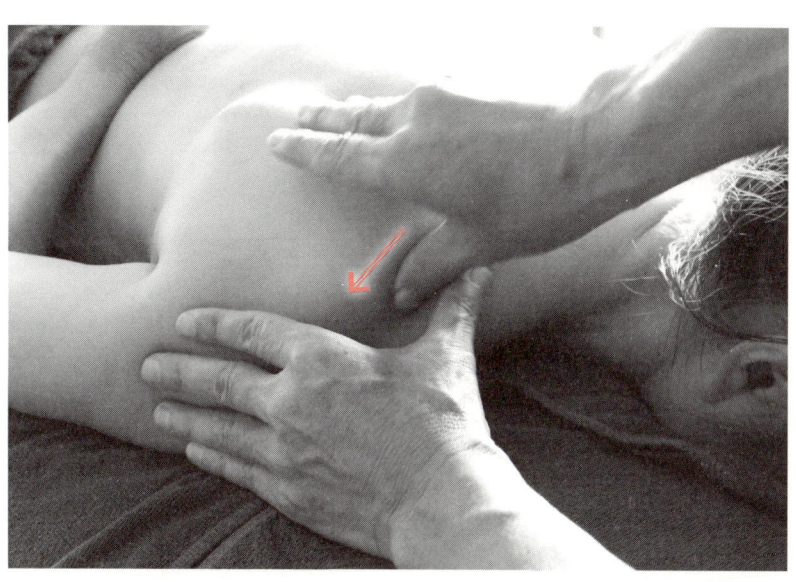

1 両母指で交互にスライドするようにフリクション。

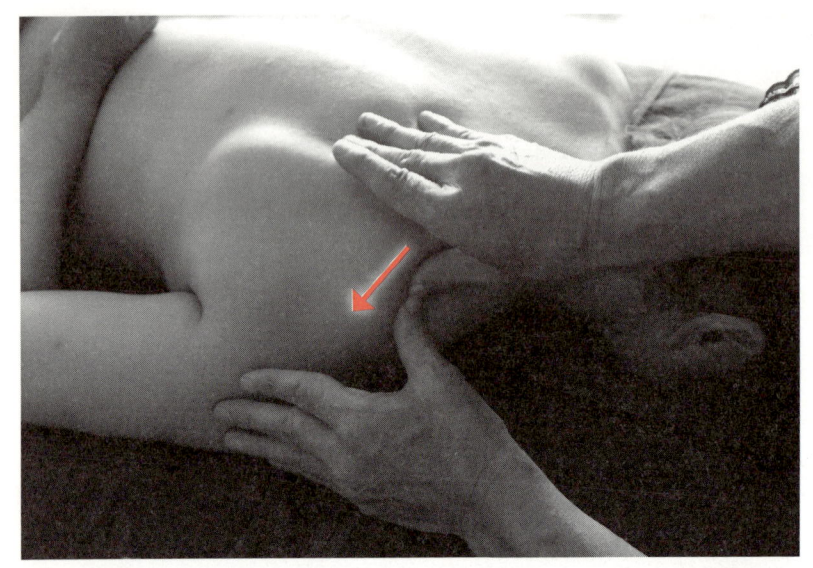

2 両母指によるストリッピング。

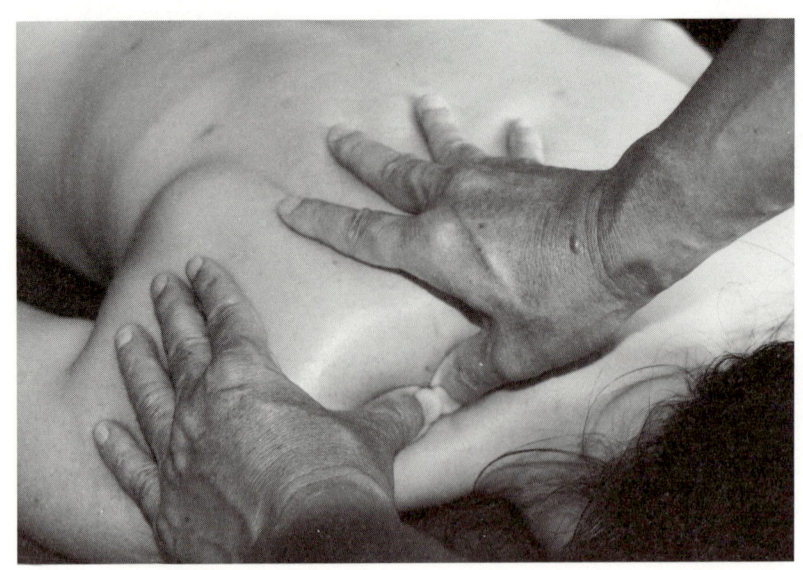

3 第1トリガーポイントの静止圧迫。

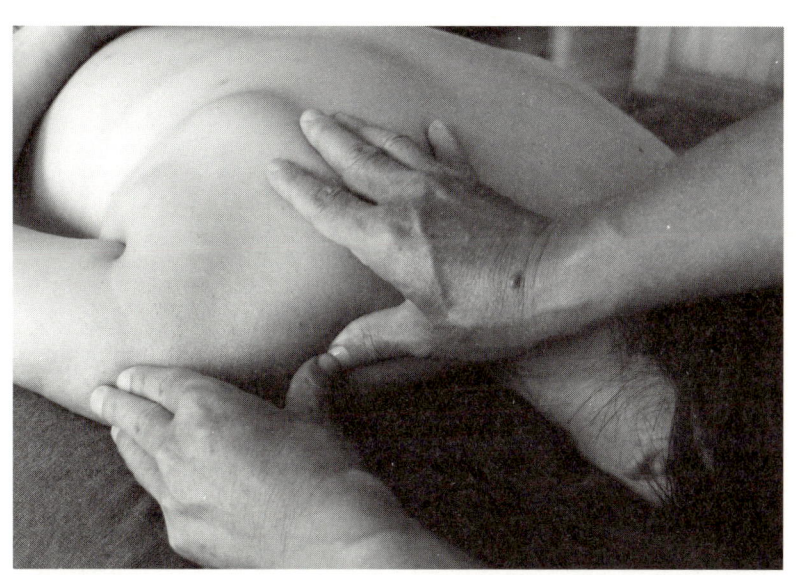

4 第2トリガーポイントの静止圧迫。

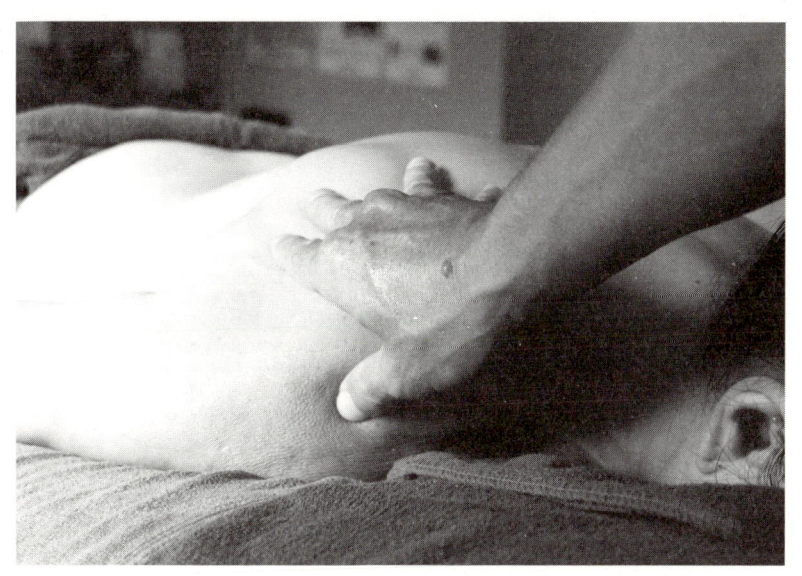

5 第3トリガーポイントの静止圧迫（上腕骨大結節付着部）。四十肩・五十肩で腕が上げにくい場合、このポイントにトリガーが形成されることがある。

実践編　肩凝りに関係する筋肉

棘下筋
きょく か きん

　棘下筋は、肩甲骨の横に走る突出した骨（肩甲棘）の下部を覆う筋肉です。

　腕を動かす時、特にテニスのフォアハンドのように腕を引く（外向きに回す）動作などで機能しており、背中に腕を回したり、腕の動きがしづらい時など、棘下筋が関係していることが多いと言えます。棘下筋は肩の後部にあるにもかかわらず、その関連痛は肩の前部に出ることがあります。

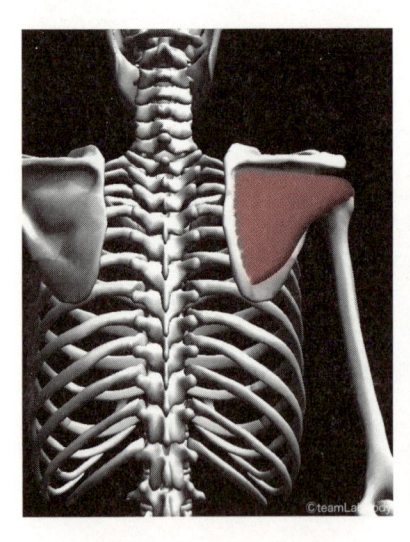

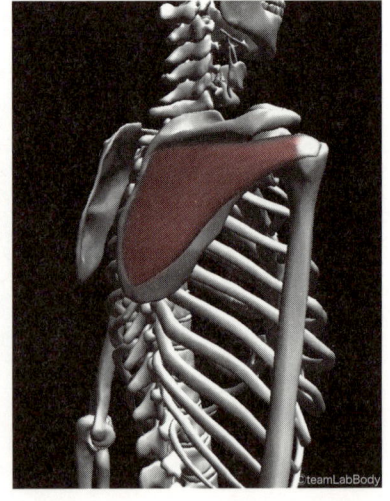

> 起始：肩甲骨の棘下窩
> 停止：上腕骨の大結節
> 作用：腕の伸展（曲げた肘を後ろに伸ばす）、外転内転（横に伸ばした腕を上げ下げする）、外旋（腕を外向きに回す）、例えば髪を後ろにといたり、かきあげる動作などで働く。

トリガーポイント

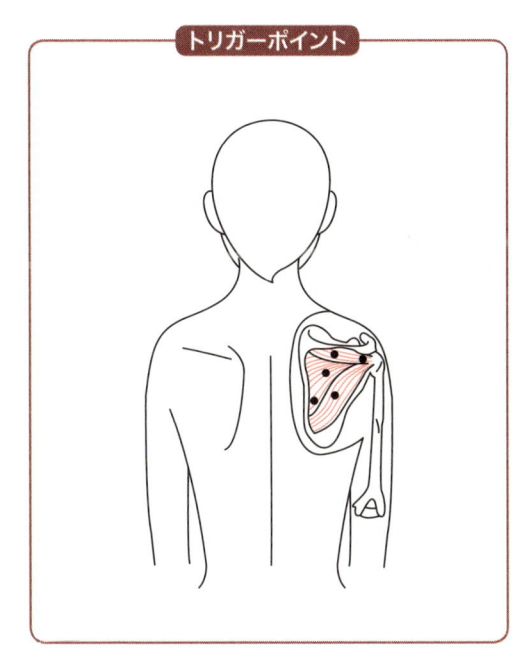

関連痛ゾーン

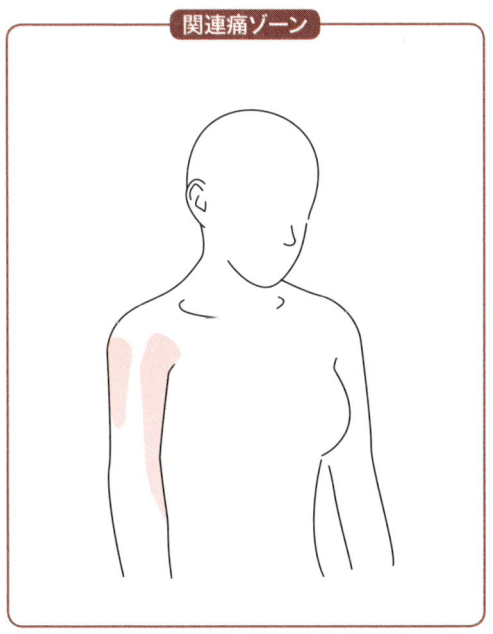

実践編　肩凝りに関係する筋肉

実技（うつ伏せ）

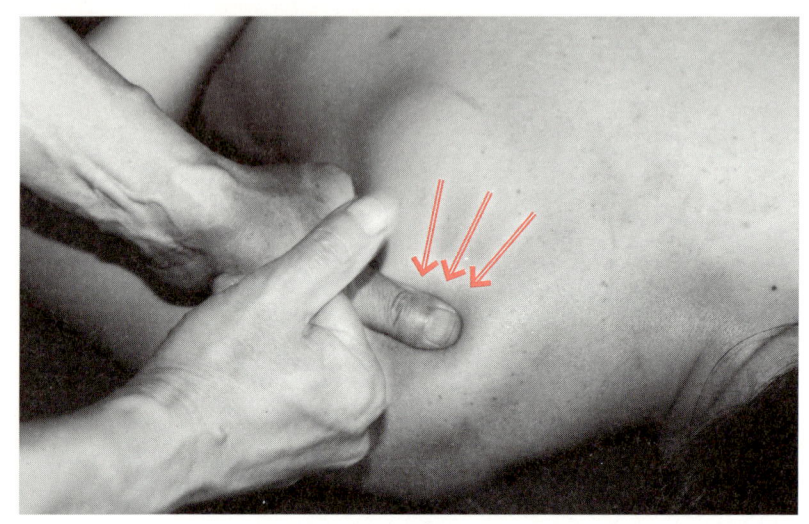

1 両母指で交互にフリクションしながら触診していく。

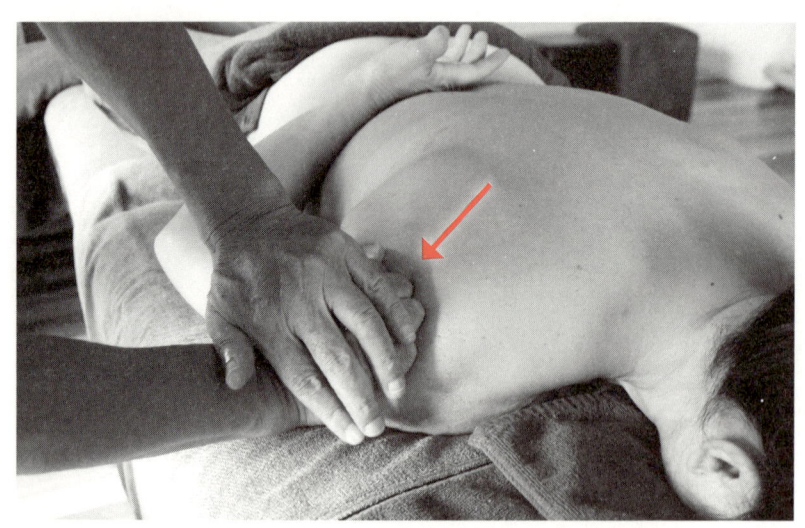

2 ナックルの指関節の面を利用して棘下筋全体をストリッピングしていく。

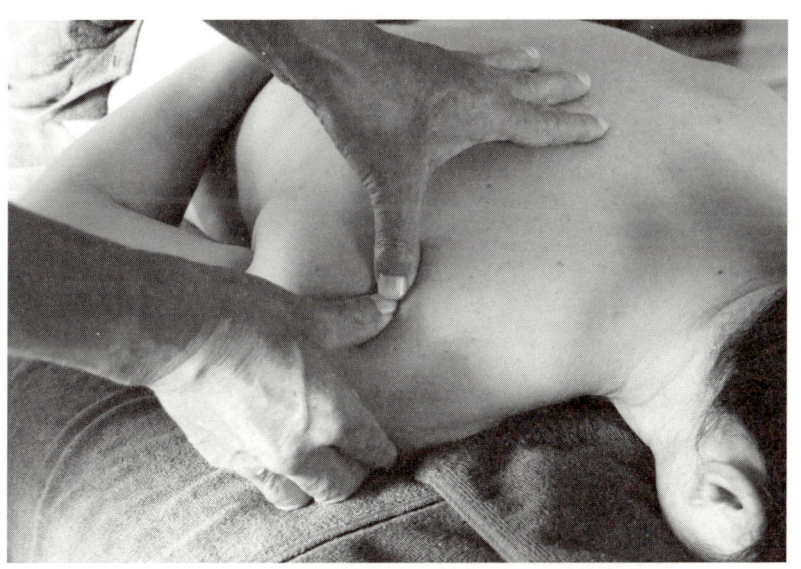

3 硬結を見つけたら、両母指で静止圧迫していく。

実践編 肩凝りに関係する筋肉

大円筋
だい えん きん

　大円筋は、広背筋と共に腕の動きに関係する筋肉です。

　大円筋は、腕を横から下に下げたり（内転）、内に回したり（内旋）、腕を後ろに伸ばす（伸展）、例えば後ろのポケットに手を伸ばす時などに働いている筋肉です。また、ボートを漕ぐような動作の時も広背筋と共に働いています。

　私の経験では、肩凝りに悩む多くの人は、この大円筋も張っているケースが多いです。

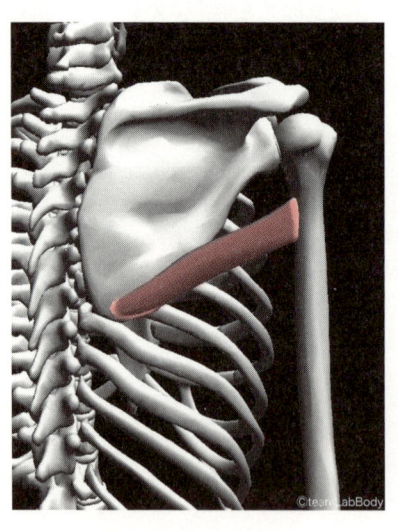

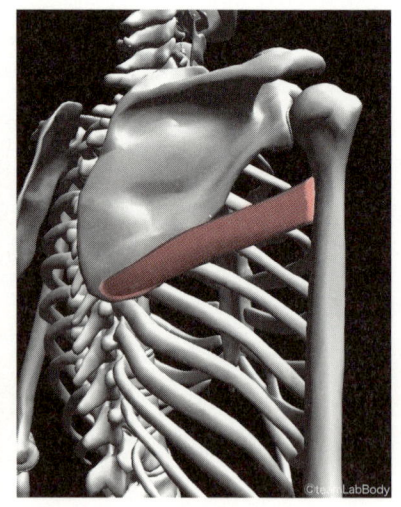

起始：肩甲骨の外側縁の下3分の1
停止：上腕骨の小結節稜
作用：腕の内転、伸展、内旋。

| トリガーポイント |

| 関連痛ゾーン |

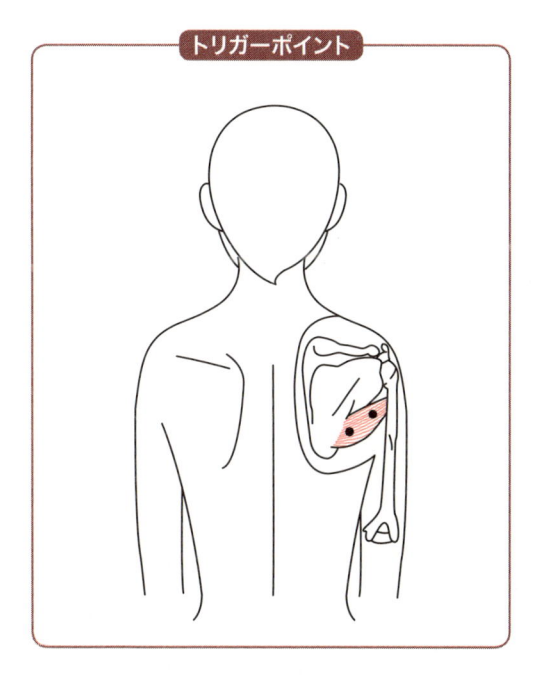

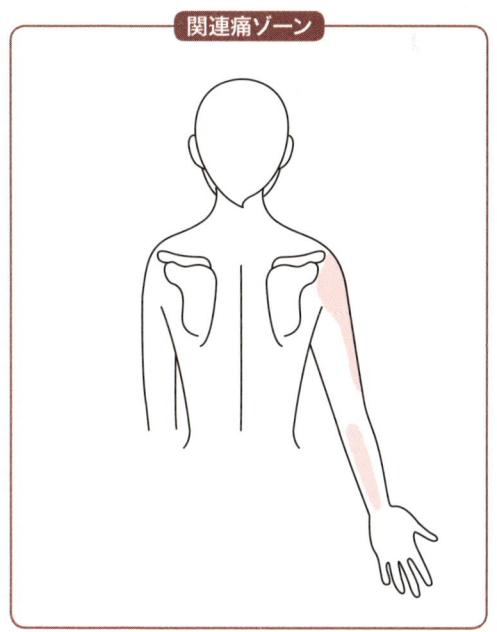

実践編 肩凝りに関係する筋肉

実技（うつ伏せ）

　親指で肩甲骨の外側縁の位置を確認し、そこから脇の下に向けてストロークしていきます。その時に、大円筋の張り具合をチェックしておきます。

　チャート図の2点を目安に硬く張っている部分（索状硬結）を探し、静止圧を加えていきます。大円筋は、しこり（点）というより、筋線維束が張っている部分をほぐし、押圧していく感じです。

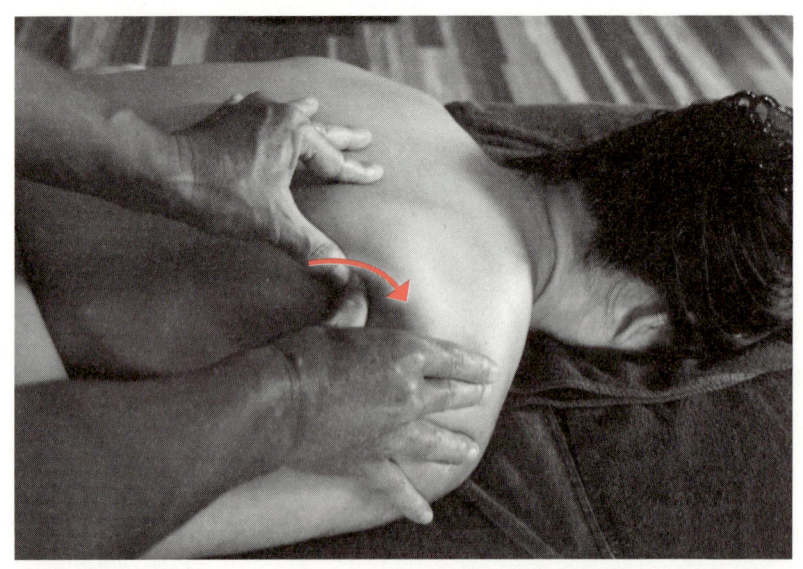

1 肩甲骨外側縁に沿って付着している大円筋の付着部を、両母指をつき合わせるようにして、脇の下に向かってストリッピング。

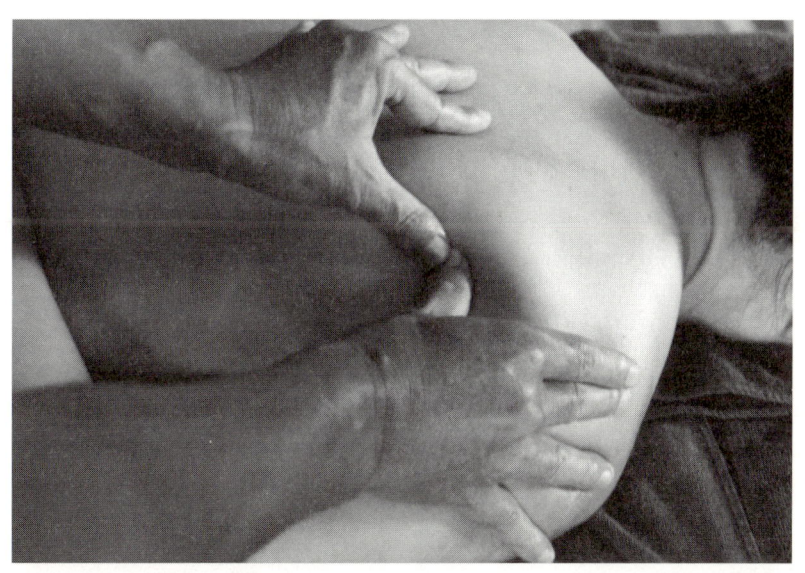

2 肩甲骨外側縁の付着部付近で硬結（索状硬結）を見つけたら、そこで静止圧迫する。

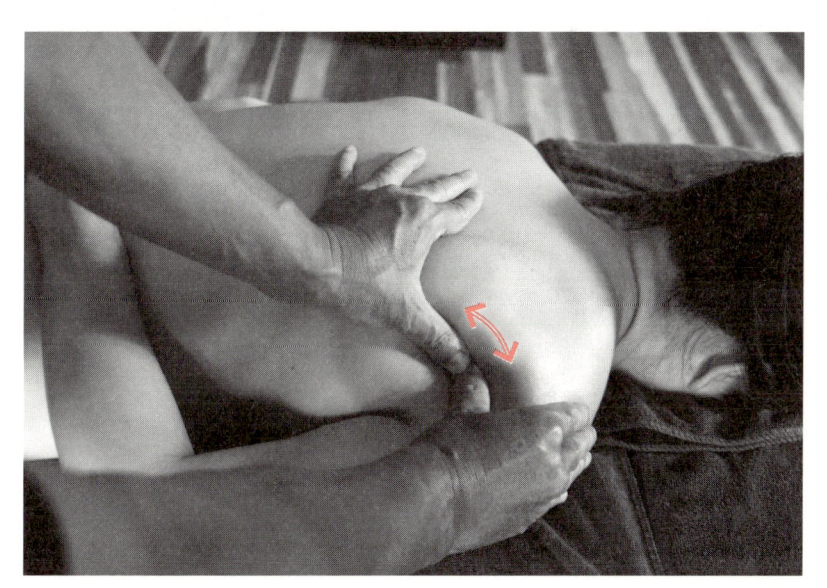

3 脇の下付近を探り、硬結（索状硬結）を見つけたら、両母指でしごくように緊張した筋肉をほぐしてから静止圧迫する。

実践編 肩凝りに関係する筋肉

小円筋
しょうえんきん

　小円筋の起始も、大円筋と同じように肩甲骨の外側縁ですが、大円筋の付着部よりも上から付着し、大円筋は脇の下を通って上腕骨の前部に付着しているのに対し、小円筋は、上腕骨の後部に付着しています。小円筋にトリガーポイントができると、肩の後ろに痛みを起こすことがあります。また、この筋肉が緊張していると、腕の動き（可動域）を制限することもあります。

　小円筋は棘下筋の機能を補助しています。

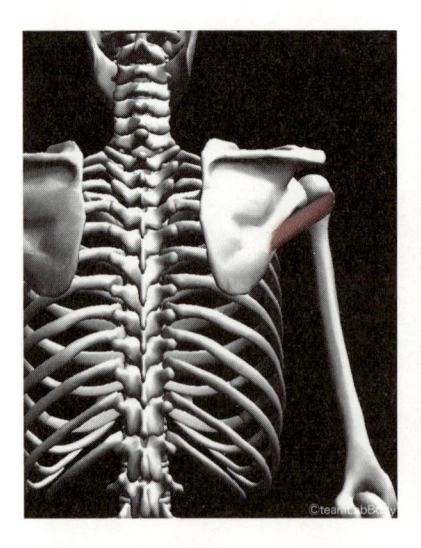

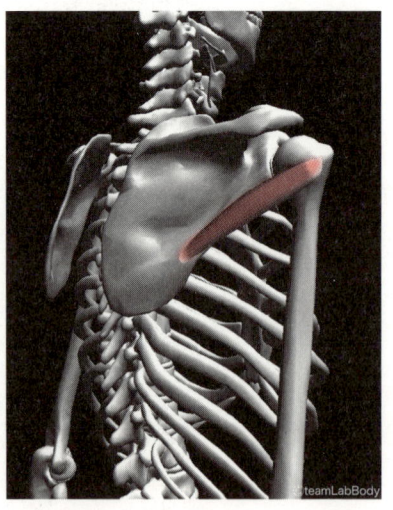

起始：肩甲骨の外側縁3分の2
停止：上腕骨の大結節
作用：腕の内旋、外旋（腕を内向きや外向きに回す。例えば、後ろ髪にブラシをかける。

実技（うつ伏せ）

　大円筋と同じように、親指で肩甲骨の外側縁の位置を確認し、大円筋の少し上部から付着している小円筋を捉え、上腕骨の大結節の付着部に向けてストリッピングしていきます。その時に、小円筋の張り具合をチェックしておきます。

　チャート図のポイントを目安に、硬く張っている部分(索状硬結)を探し、静止圧を加えていきます。小円筋も、しこりというより、筋線維束が張っている部分をほぐし、押圧していく感じです。

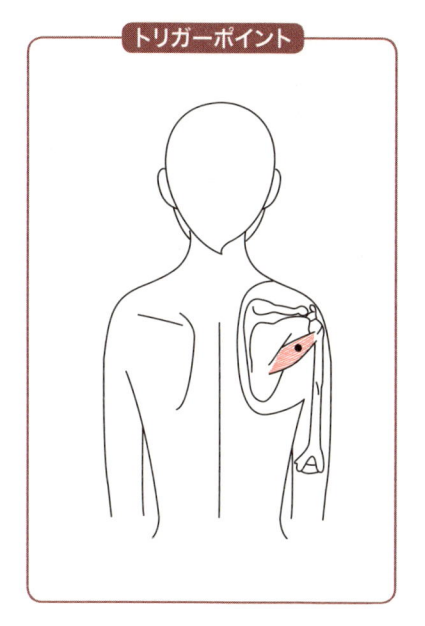

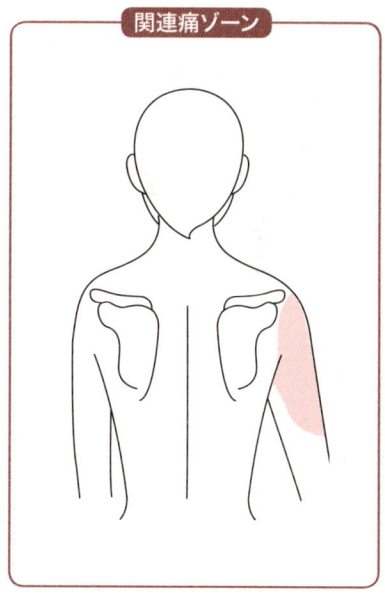

トリガーポイント	関連痛ゾーン

実践編　肩凝りに関係する筋肉

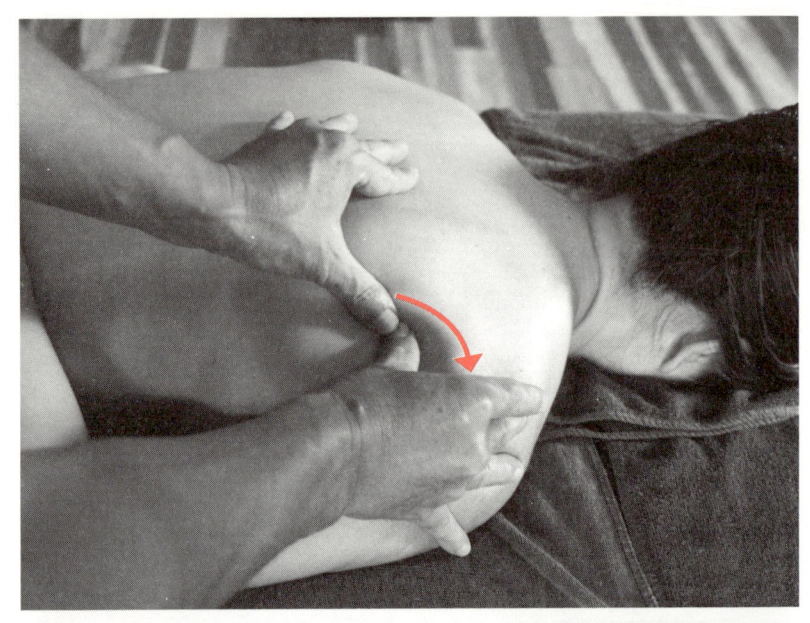

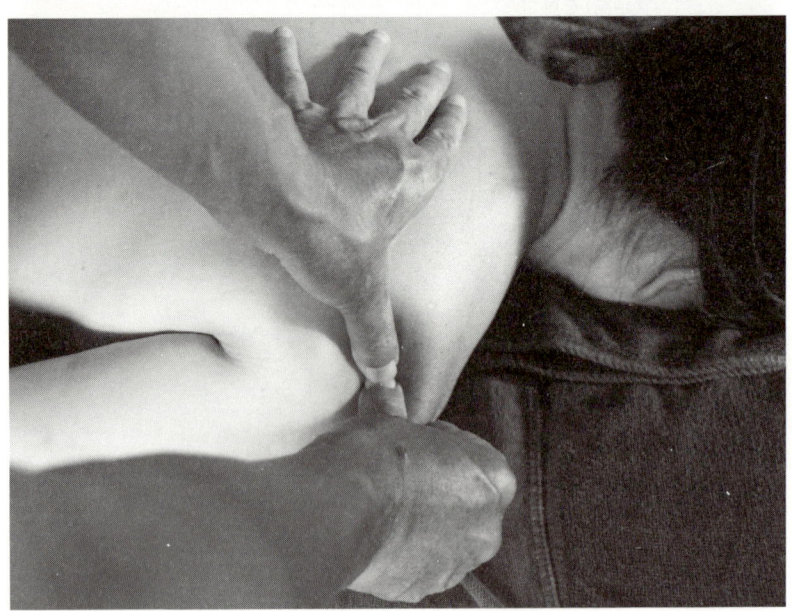

1 肩甲骨外側縁の付着部から上腕骨の付着部まで両母指でストリッピング。

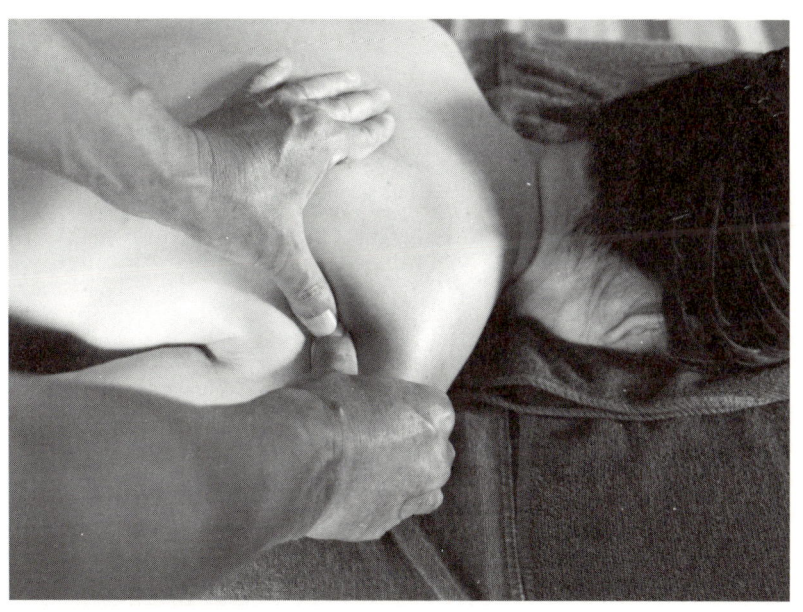

2 硬結（索状硬結）を見つけたら、静止圧迫を行う。

実践編　肩凝りに関係する筋肉

大小菱形筋

小菱形筋

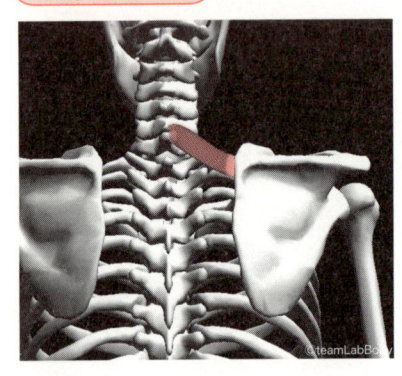

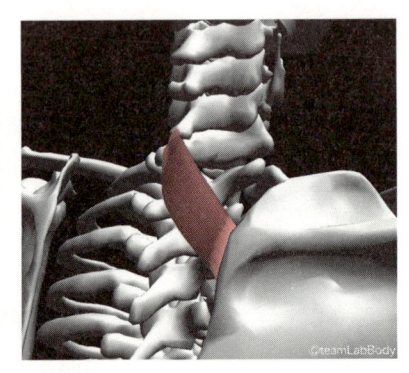

起始：第6、7頸椎の棘突起
停止：肩甲骨の内側縁上部
作用：肩甲骨を上げる。肩甲骨を脊柱のほうへ引っ張る。

大菱形筋

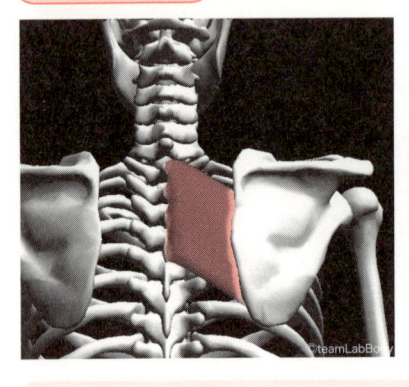

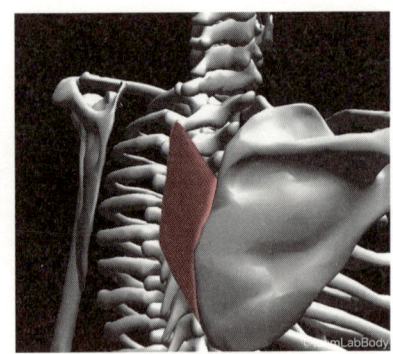

起始：第1〜第4胸椎の棘突起
停止：肩甲骨の内側縁下部
作用：肩甲骨を上げる。肩甲骨を脊柱のほうへ引っ張る。

大小菱形筋は、脊柱と肩甲骨の内側縁(ないそくえん)を結んでいる筋肉です。

主に肩甲骨を脊柱のほうに引っ張る作用に関係し、自分のほうに物を引き寄せる動作、例えば鉄棒の懸垂の引きつけや、タンスの引出しを引く動作、気をつけの姿勢などで働いています。

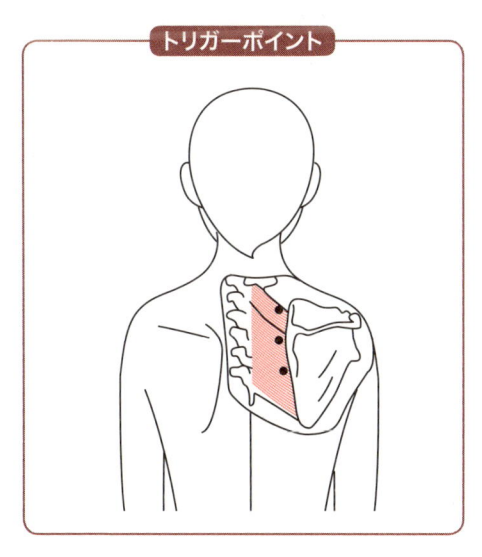

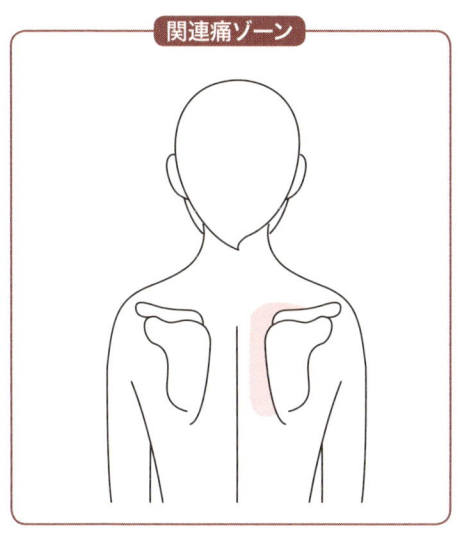

トリガーポイント

関連痛ゾーン

実践編　肩凝りに関係する筋肉

実技（うつ伏せ）

　前頁のチャート図を見てください。大小菱形筋のトリガーポイントの位置は、肩甲骨の内側縁に近い部分に存在しやすくなっています。
　大小菱形筋全体をストリッピングした後、特に、肩甲骨内側縁のラインをストリッピング、触診。そして、硬結を見つけたら、そこで静止圧迫をします。

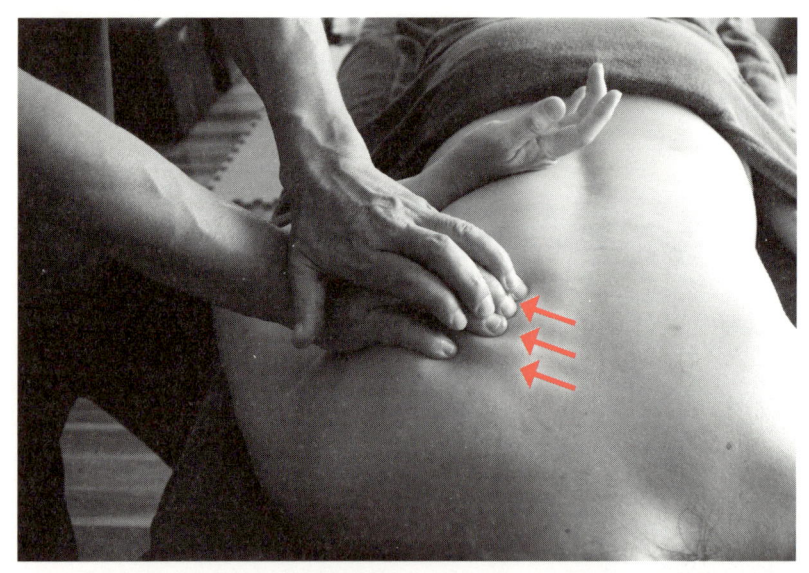

1 相手の腕を背中に回し、肩甲骨を浮き上がらせる。大小菱形筋の筋線維ラインに沿ってストリッピング。利き手の四指で引っ掻くような形をとり、もう一方の手を上から添えて、指の腹でストローク。

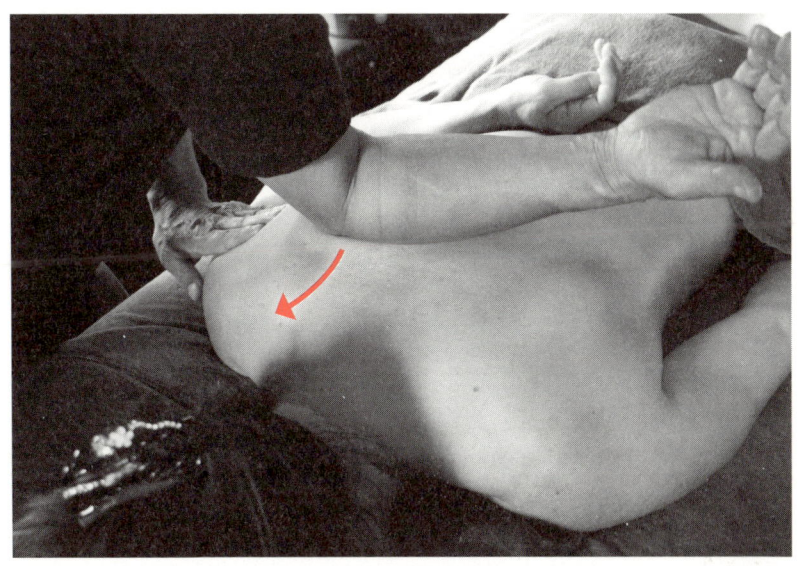

2 エルボーを寝かせながら、前腕の面が当たるように、下から肩に向けて滑らせていく。トリガーポイントを見つけたら、静止圧を加える。

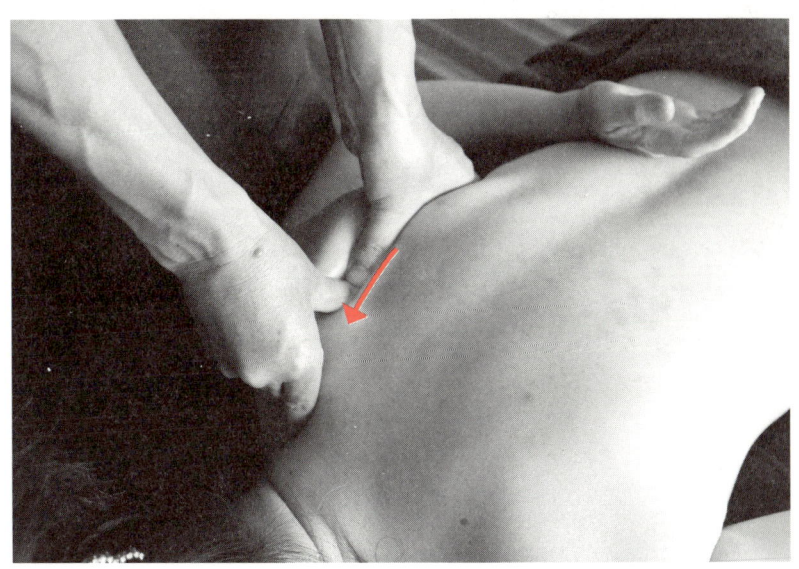

3 両母指をつき合わせるようにして、肩甲骨内側縁のラインをストリッピング。

実践編　肩凝りに関係する筋肉

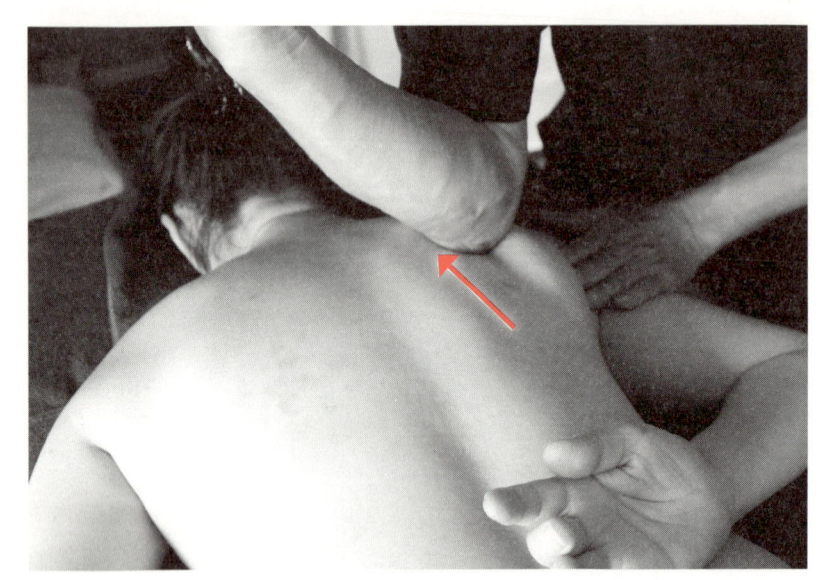

4 エルボーの先を使用した、肩甲骨内側縁ラインのストリッピング。

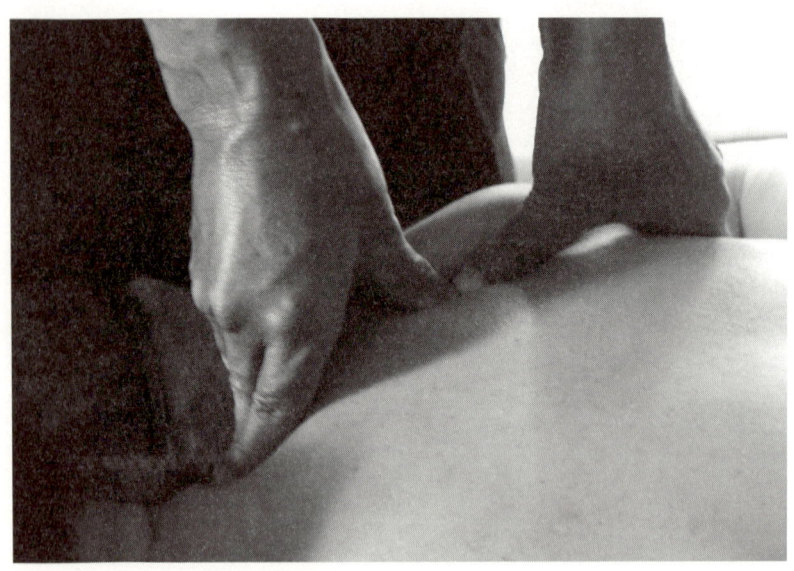

5 硬結を見つけたら、そこで静止圧迫をする。

三角筋(さんかくきん)

三角筋前部

三角筋中部

三角筋後部

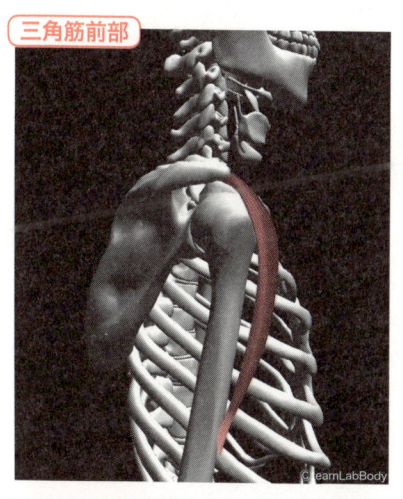

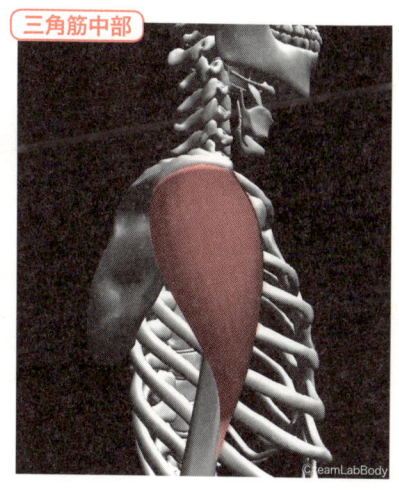

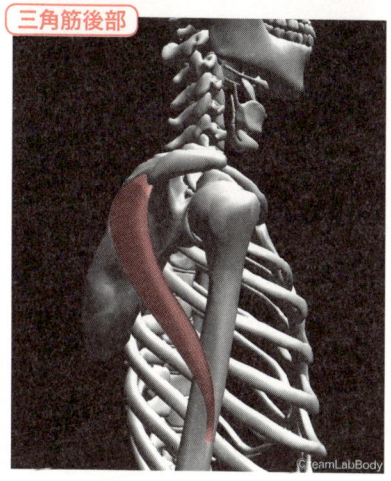

実践編 肩凝りに関係する筋肉

起始：鎖骨の外側3分の1、肩峰の外側縁、肩甲棘の下縁
停止：上腕骨の中央やや下
作用：腕の屈曲（前方に上げる）、伸展（後ろに引く）、外転（腕を横に開く）運動を開始する力の大部分を担う。

三角筋は、肩をキャップのように包む筋肉です。側方にある物に手を伸ばす、腕を上げて振るなど、棘上筋と共に腕をいろいろな方向（前、横、後）に動かすのに関係しています。三角筋は3つの部位からなり、中央が三角筋中部、前面が三角筋前部、後面が三角筋後部と呼ばれます。

　球技、水泳、スキー、ウェイトリフティングなどのスポーツ、小さい子供を抱っこするような動作でも三角筋を酷使し、トリガーポイントを形成することがあります。

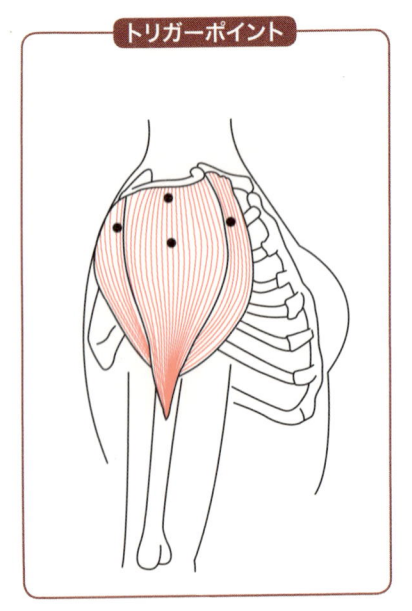

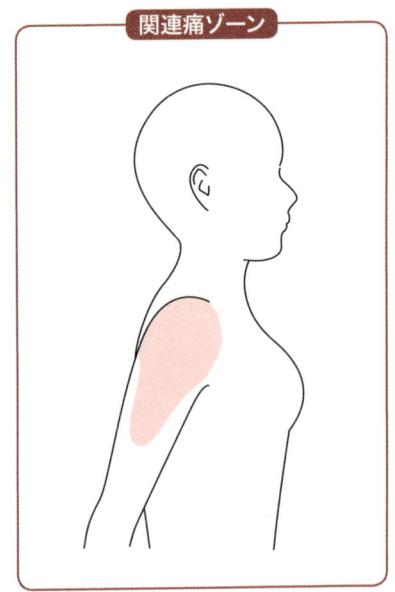

トリガーポイント

関連痛ゾーン

実技（うつ伏せ）

　まず念入りにニーディングで三角筋全体をほぐしていきます。次に、ナックルを使用して筋線維の流れに沿ってストリッピングを行います。

　ある程度、筋が緩まったところで、索状硬結のラインを母指で押さえていきながら、硬結のポイントを探っていきます。チャート図を参考にしながら、まずは、三角筋中部においては、肩峰のすぐ下の付着部付近に1点、そのすぐ下にもう1点。三角筋中部と三角筋前部、後部が重なる境界線付近のそれぞれの三角筋前部と後部の上部3分の1あたりにそれぞれ1点ずつあるのを1つの目安にしてください。

実践編　肩凝りに関係する筋肉

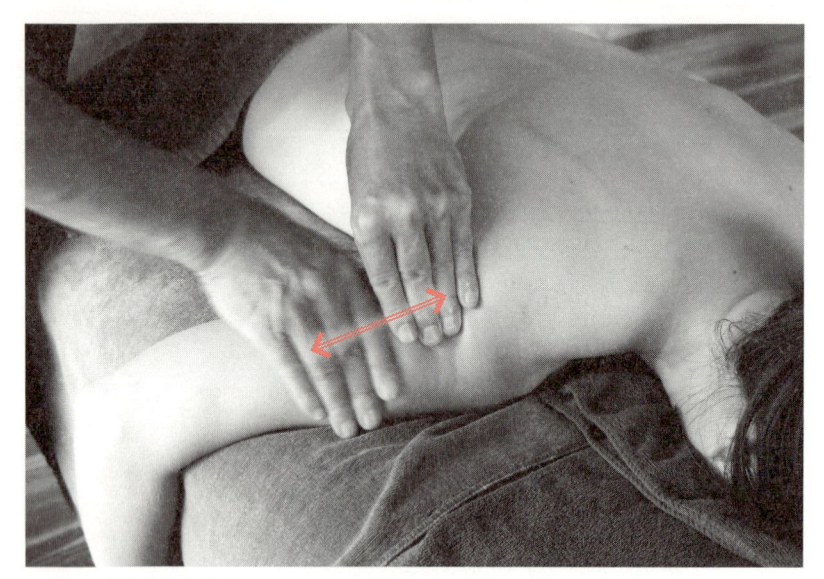

1 三角筋全体を充分にニーディングする。

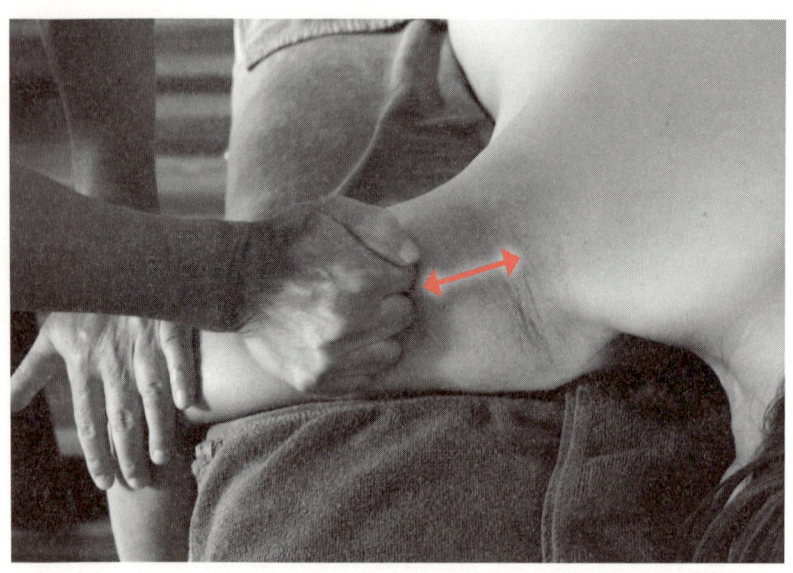

2 三角筋全体をナックルでストリッピングする。

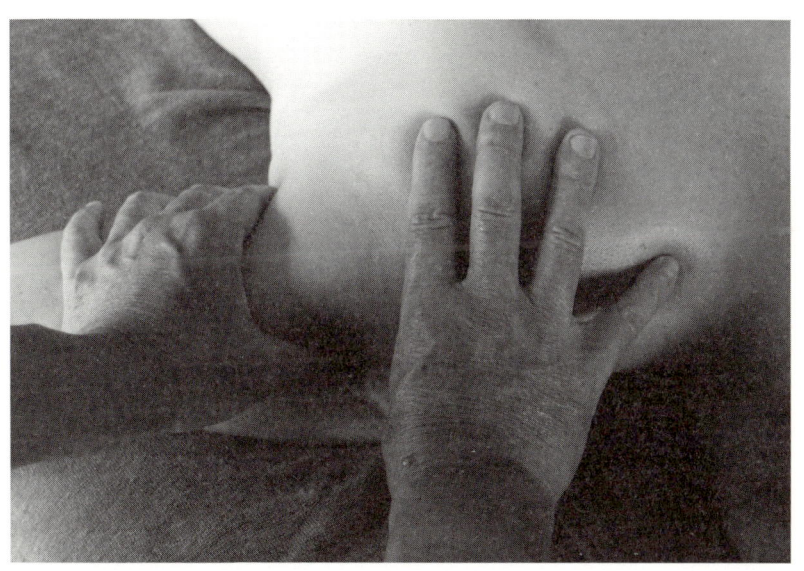

3 三角筋中部のトリガーポイントへの静止圧迫。

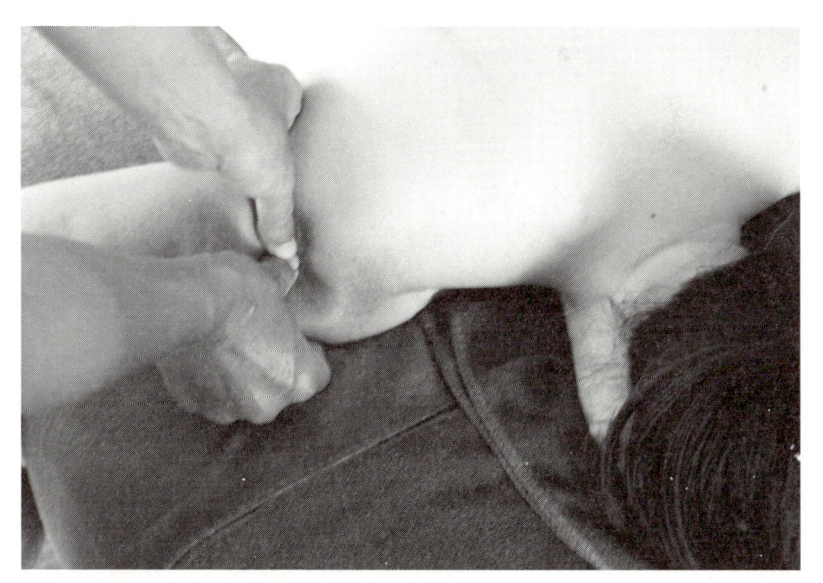

4 三角筋後部のトリガーポイントへの静止圧迫。

実践編　肩凝りに関係する筋肉

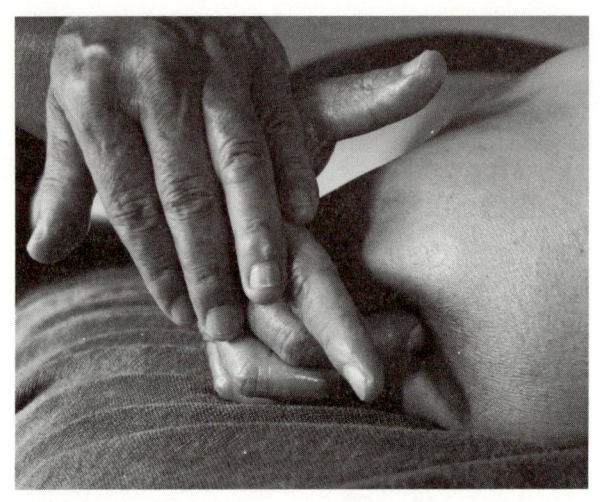

中指でポイントを押しながら、上から添えたもう一方の手で手前に引っ張る感じ。

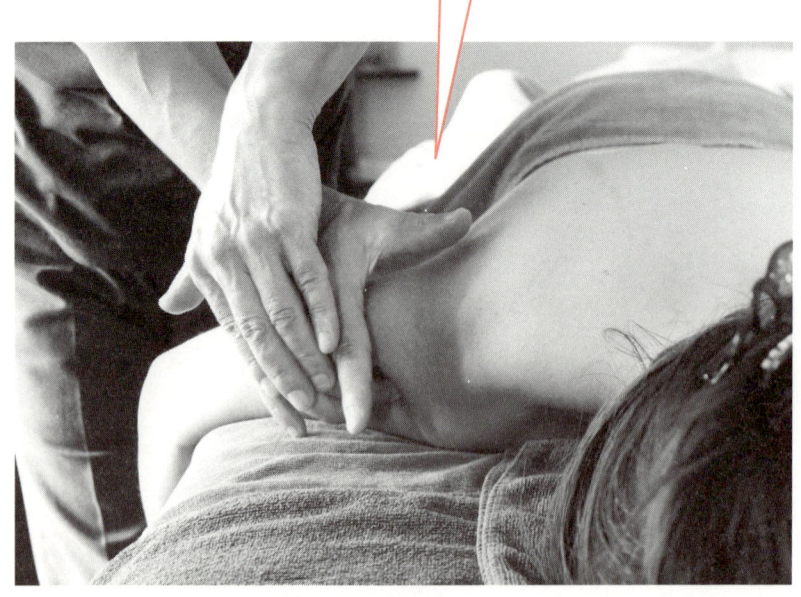

5 三角筋前部のトリガーポイントへの静止圧迫。

首凝り、頭痛に関係する筋肉

首の後面は3つのラインを意識。第1ラインは頚椎の近くにあり、主に頭半棘筋にあたる。第2ラインは、後頭部のくぼみから下に伸び、主に頭板状筋にあたる。第3ラインは、乳様突起から下に伸び、主に胸鎖乳突筋、肩甲挙筋、斜角筋などの一部にあたる。

第1ライン
第2ライン
第3ライン

実践編　首凝り、頭痛に関係する筋肉

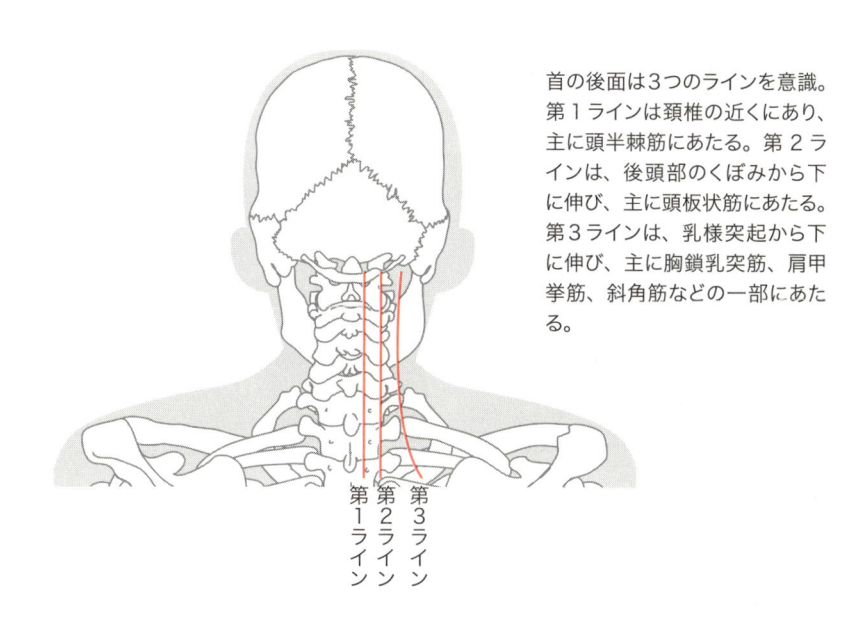

　首凝りは、上図のように3本のライン（第1、第2、第3）があると想定してください。
　首は、いろいろな筋肉が走行していますので、1つ1つの筋肉を個別にアプローチするより、上記の3本ライン上にある筋肉群にアプローチする感じがいいでしょう。

頭半棘筋
とう　はん　きょく　きん

　まず、第1ラインにあたる筋肉は、主に頭半棘筋です。

　頭半棘筋は、頭部を前傾した場合、頭を支えている筋肉で、酷使され緊張状態にあることが多い筋肉です。頭痛の原因にもなる筋肉です。位置は、頚椎の棘突起と横突起の間を目安にしてください。

　自分自身で筋肉を感じるには、頭半棘筋のあたりを指で触れながら、頭をリラックスさせた状態から前傾させていくと、筋肉が収縮していくのが確認できます。

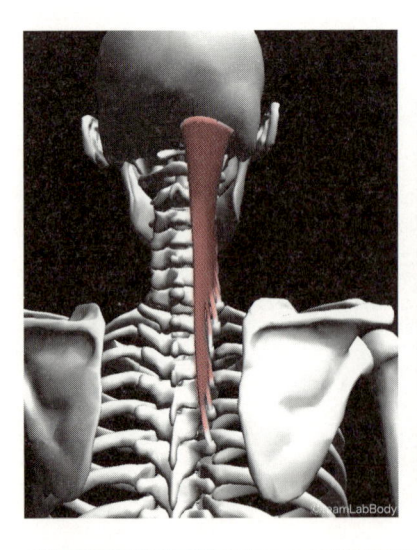

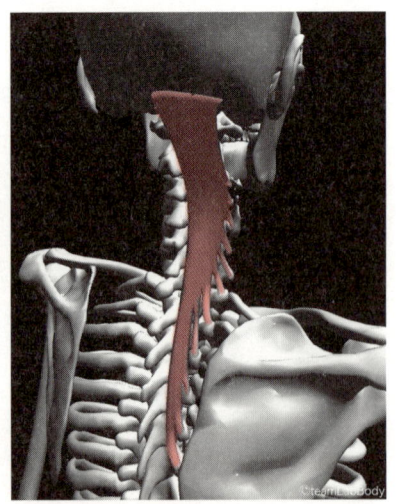

起始：第1～6胸椎の横突起
停止：後頭骨底部
作用：頭部の後屈、側方へ屈曲、頭部を反対側に回旋。例えば、見上げたり、後ろを見る。

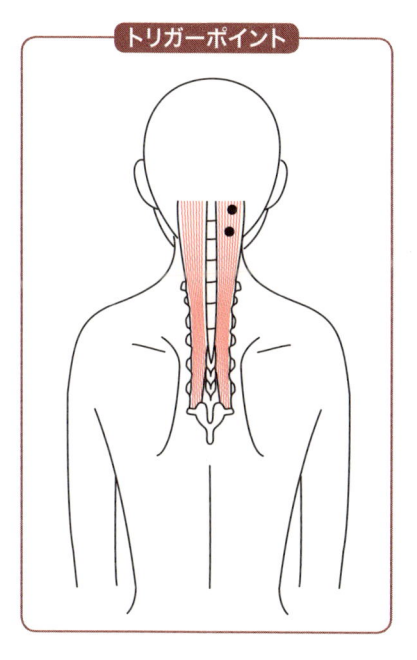

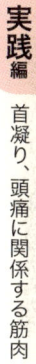

トリガーポイント	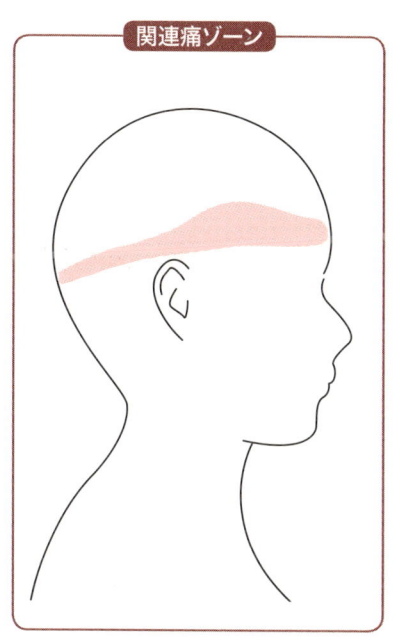 関連痛ゾーン
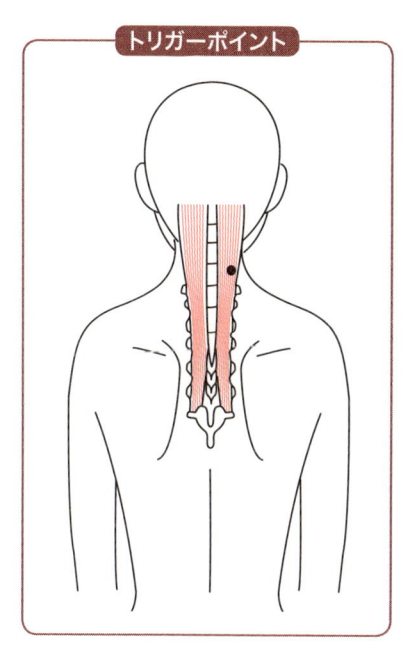 トリガーポイント	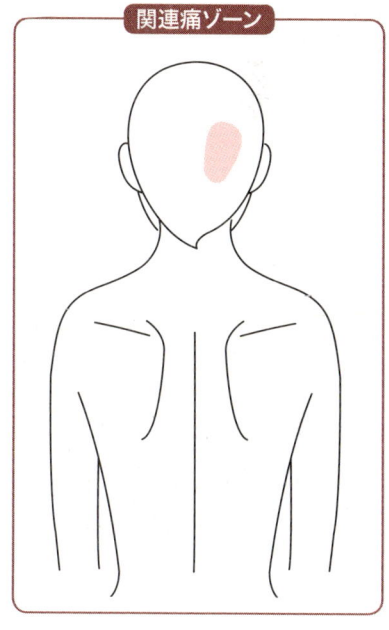 関連痛ゾーン

実践編 首凝り、頭痛に関係する筋肉

実技（うつ伏せ）

　頭半棘筋へのアプローチは、うつ伏せの状態で行います。あらかじめニーディングなどで、首の筋肉全体を温めておきます。

　後頭部の下あたりに親指を入れながら、頚椎の真ん中の棘突起の横のラインを親指で圧していきます。首の場合は感触として、硬結というよりは筋線維束そのものが張っている感じがします。母指で指圧的にこのラインを押していき、特にしこりを感じるポイントがあれば、その部分を段階的静止圧迫していきます。

　首は、血管や神経が集中している部分ですので、必要以上の圧は危険です。クライアントに圧加減を聞きながら、慎重に行ってください。

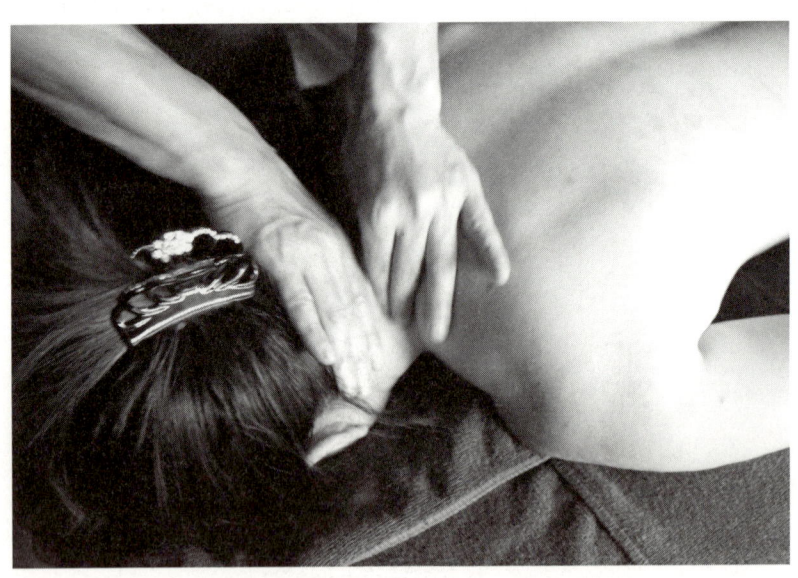

1 あらかじめ、首の筋肉全体が充分ほぐれるまでニーディングする。

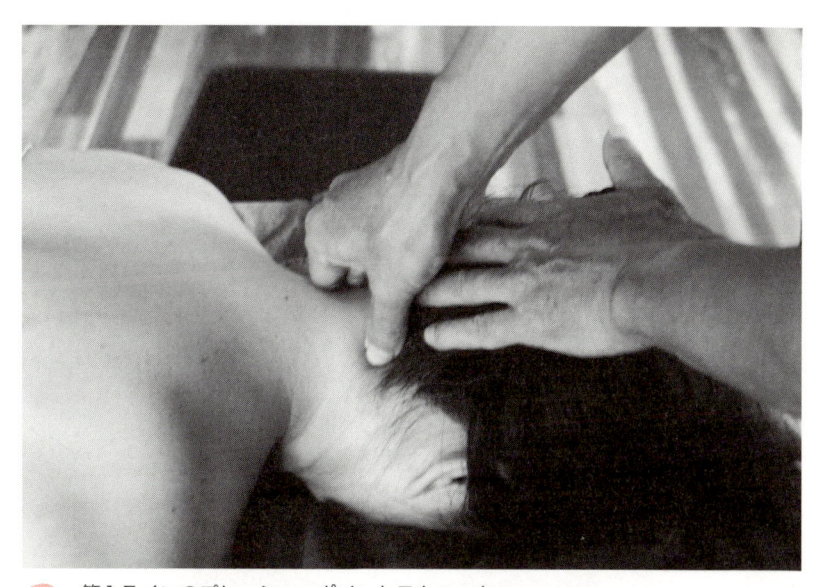

2 第1ラインのプレッシャーポイントテクニック。
頸椎の棘突起の横を垂直に押してから少し頸椎方向に入れ込む感じで、第1ラインを指圧的に押さえていく。
1つのポイントを押圧している時間は約6秒ほど。硬結を見つけたら、そこで10秒の静止圧迫を繰り返す。

実践編 首凝り、頭痛に関係する筋肉

頭板状筋
とう ばん じょう きん

　次に、第2ラインにあたる筋肉は、主に頭板状筋です。

　頭板状筋は、頭を後方や横に倒したり回旋したりするのに用いている筋肉で、特に首凝りから頭痛を引きおこしているケースは、後頭下部あたりの筋肉の緊張をほぐすと効果があります。頭板状筋は、最も頭痛の原因となりやすい筋肉です。

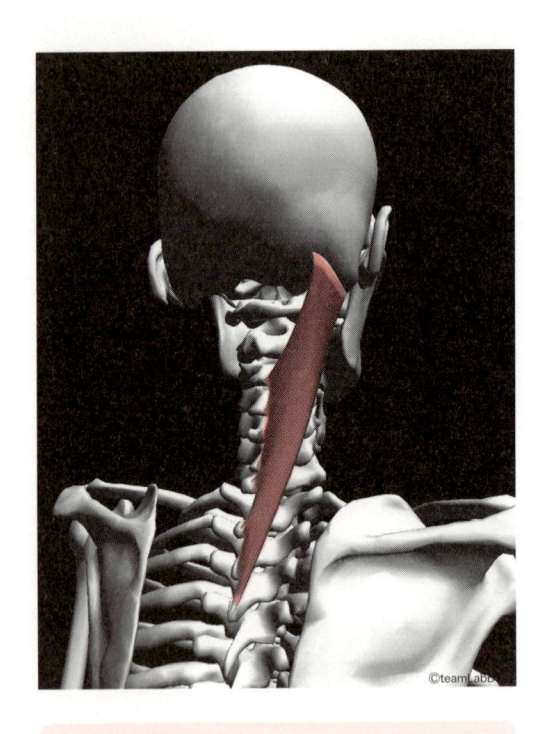

起始：第3頸椎〜第3胸椎の棘突起
停止：後頭部の乳様突起付近、後頭骨外側部
作用：両側の筋で、頭部の後屈。例えば、見上げる。片側で同じ側に回旋、頭部を回して後ろを見る。側屈。

トリガーポイント

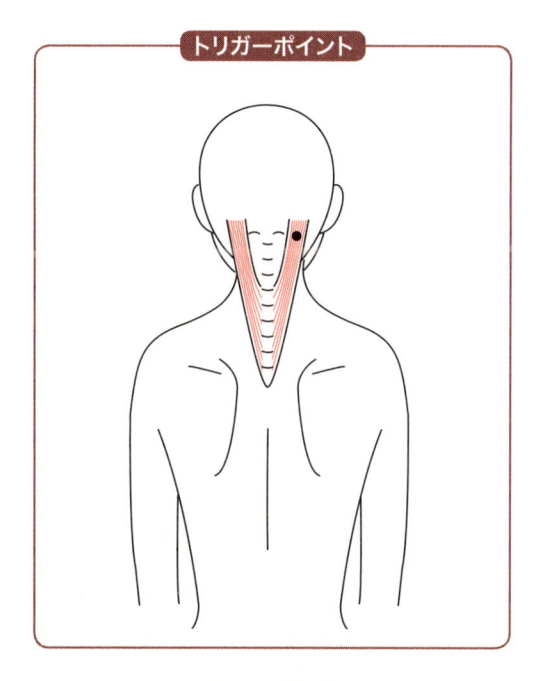

関連痛ゾーン

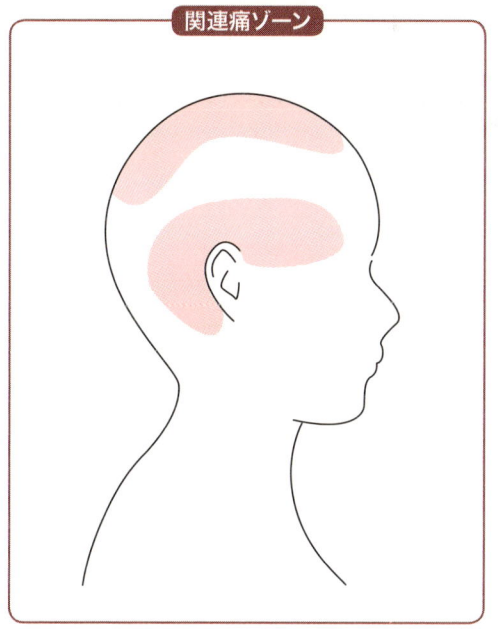

実践編　首凝り、頭痛に関係する筋肉

85

実技（うつ伏せ）

　第2ラインがはじまる目安は、後頭下のくぼみ付近（指圧のツボで言うと「風池（ふうち）」の位置）です。そこから肩に向けて緊張している筋肉を感じながら、ラインに沿って押圧していきます。

　しこりを見つけたら、じっくり静止圧迫していきます。

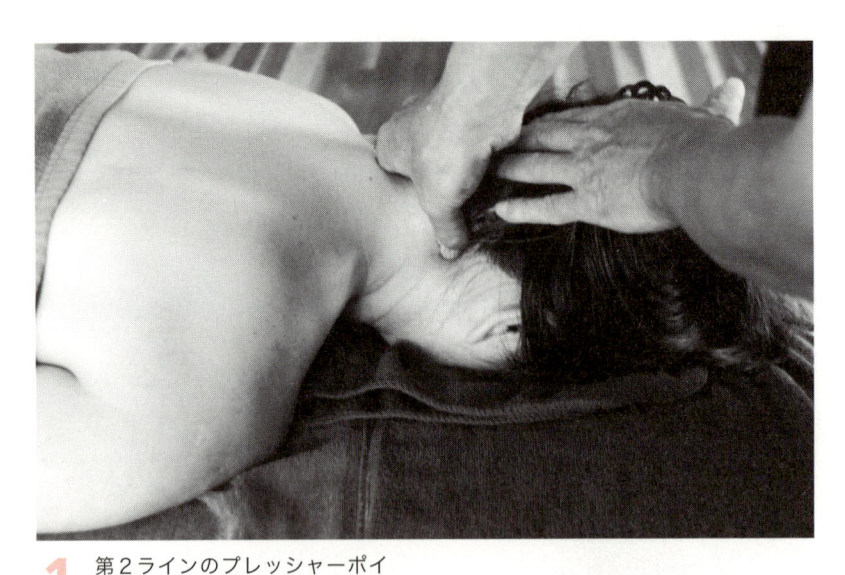

1 第2ラインのプレッシャーポイントテクニック。
母指の第一関節の腹を少し頚椎のほうに入れ込む感じで第2ラインを指圧的に押さえていく。ラインの目安は、後頭下のくぼみ付近（指圧のツボで言うと「風池」の位置）から始める。1つのポイントを押圧している時間は約6秒ほど。硬結を見つけたら、そこで10秒の静止圧迫を繰り返す。

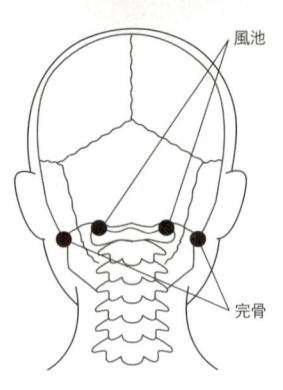

風池
完骨

最後にスタートラインのポイントに対し、圧を加えていきます。このくぼみは、前述のように、東洋医学のツボで「風池」にあたります。このように指圧のツボとトリガーポイントの位置が一致しているケースも多くあります。

　両母指をつき合わせながら、張っている筋肉を緩めていき、このくぼみに指が入るようになったら、段階的静止圧迫を加えていきます。頭のほうにズーンという響く感じを訴える人が多いと思います。

　次に両母指でこのゾーンを段々と緩めながら外に移動していくと、乳様突起の後ろ側のくぼみがあります。そこに向けて静止圧迫を加えていきます。このポイントは、東洋医学のツボで「完骨（かんこつ）」というツボの位置にあたります。

　頭痛や頭の重い感じを訴える人は、この２つのポイント周りの筋肉を充分ほぐし、しっかり静止圧迫していきましょう。

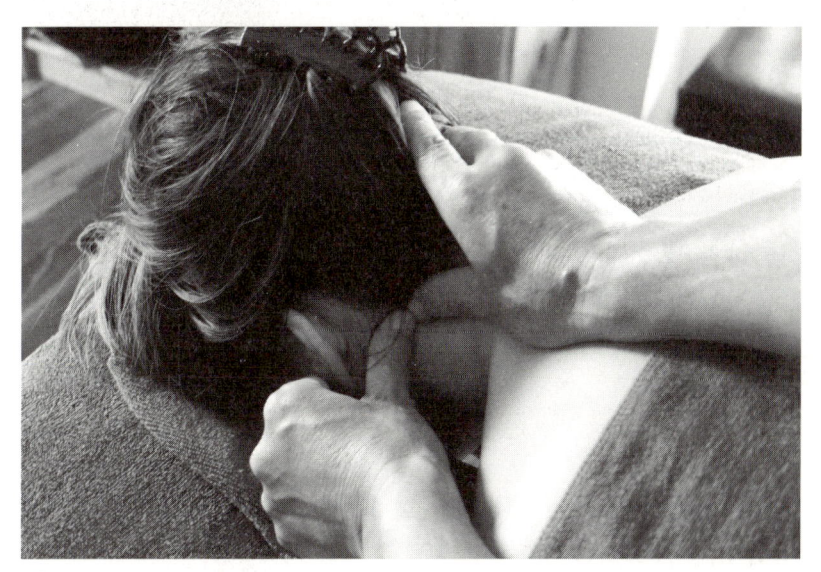

実践編　首凝り、頭痛に関係する筋肉

2 指圧のツボ、「風池」のポイントまわりの筋肉をほぐしていき、充分ほぐれたら、しっかり押圧していく。続いて、耳の後ろの乳様突起にむけて、張っていく筋肉を両母指でしごくようにほぐしていく。

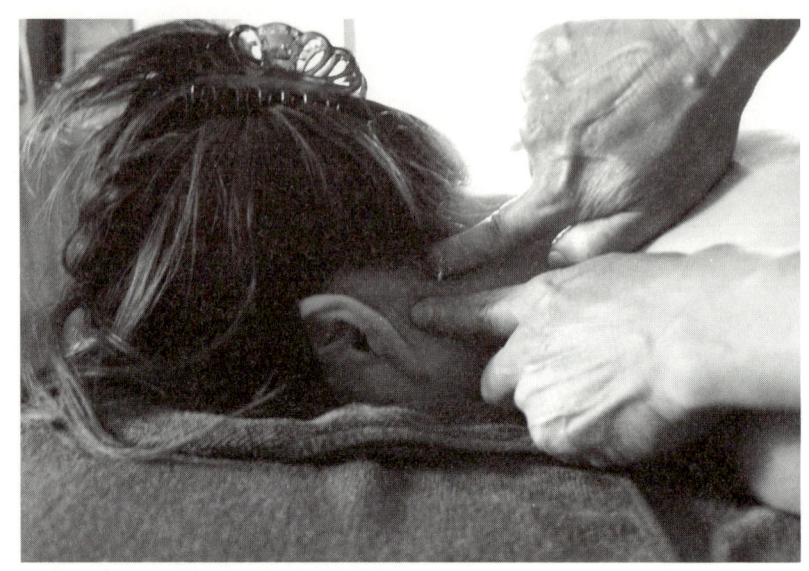

3 「風池」から乳様突起までの位置を示している。

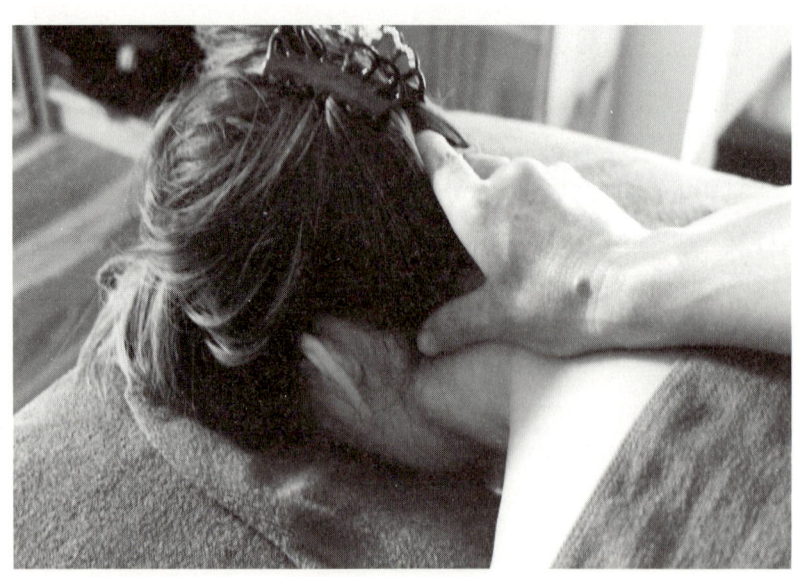

4 乳様突起の下のポイント（完骨）もしっかり押圧していく。

胸鎖乳突筋
きょう さ にゅう とつ きん

　最後の第3ラインにあたる筋肉は、胸鎖乳突筋、斜角筋、肩甲挙筋（前述）などの部分的な筋肉です。

　胸鎖乳突筋は字のごとく、起始が胸骨と鎖骨で、停止が後頭部の乳様突起付近です。

　両側の筋で頭を前屈、例えば枕から頭を上げる時に働きます。また片側で頭を同じ側に側屈（横に倒す）、反対側に回旋（頭を回す）したりする時に働いています。

　頭部の伸展（天井のほうを見る動作）に制限を行っており、追突事故などで、急に強く頭を後方に倒すと損傷することがあります。

　頭痛に関係する筋肉でもあります。

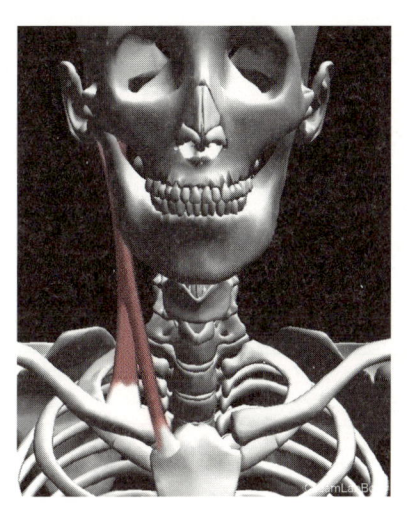

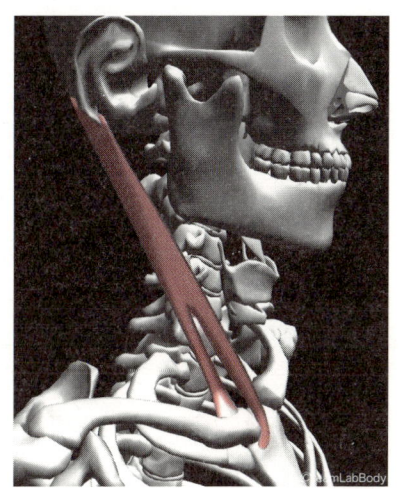

起始：胸骨と鎖骨
停止：後頭部の乳様突起付近
作用：両側の筋で、頭を前屈。片側で頭を同じ側に側屈、反対側に回旋。

実践編　首凝り、頭痛に関係する筋肉

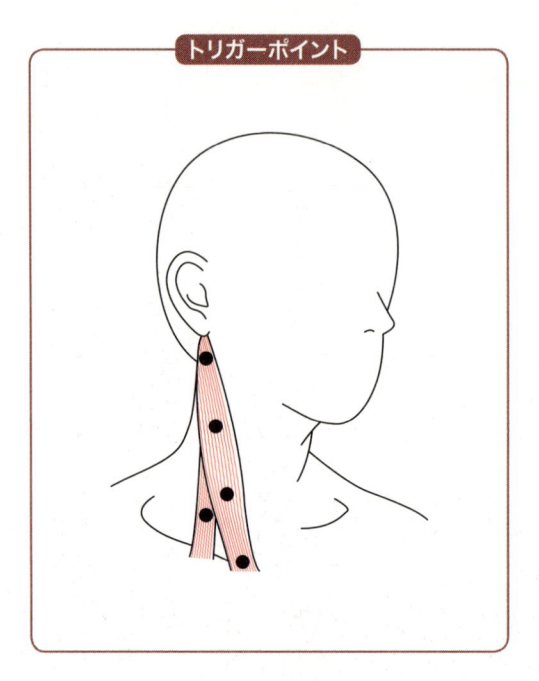

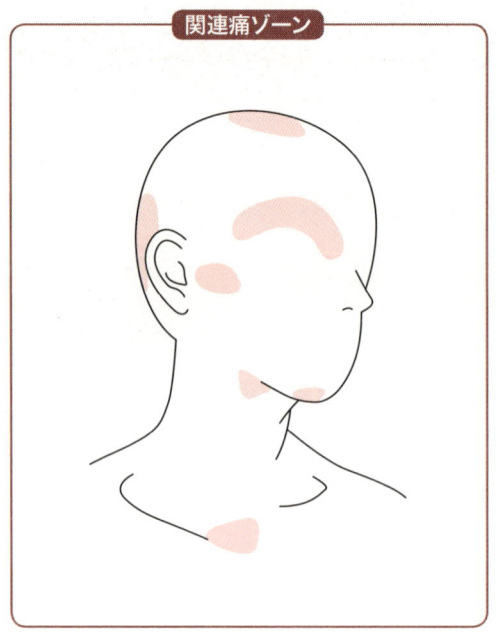

トリガーポイント

関連痛ゾーン

斜角筋
しゃかくきん

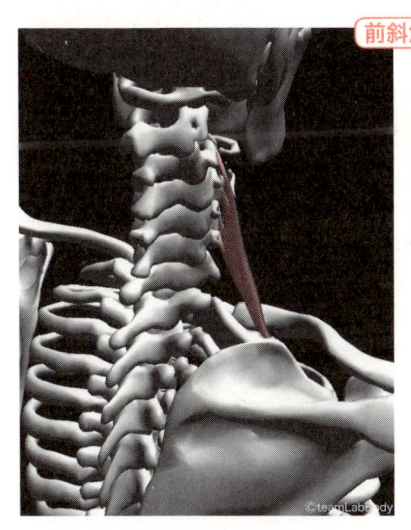

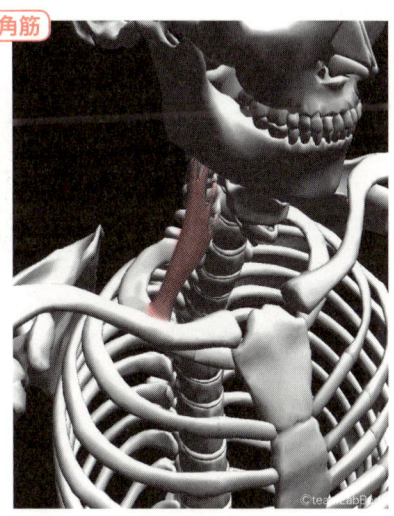

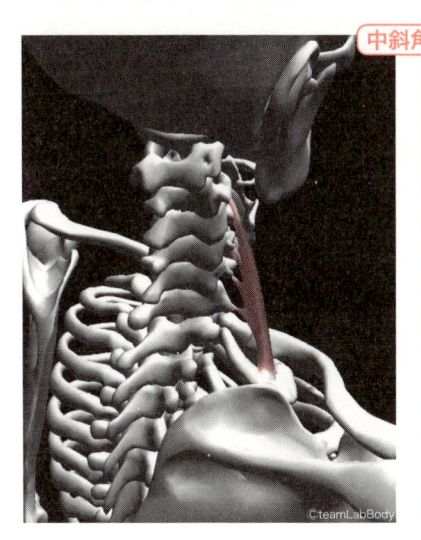

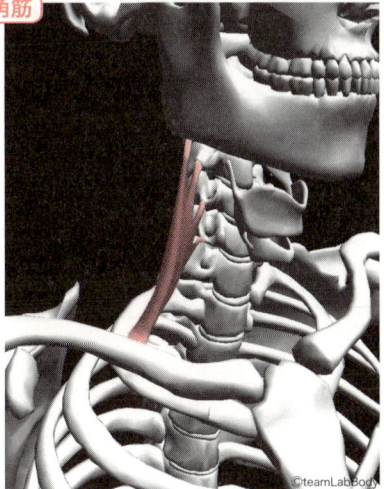

前斜角筋

中斜角筋

実践編
首凝り、頭痛に関係する筋肉

後斜角筋

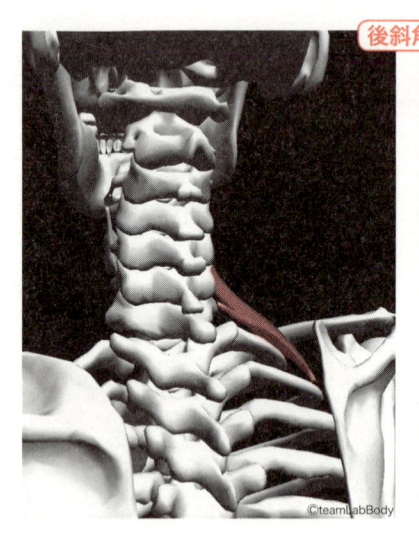

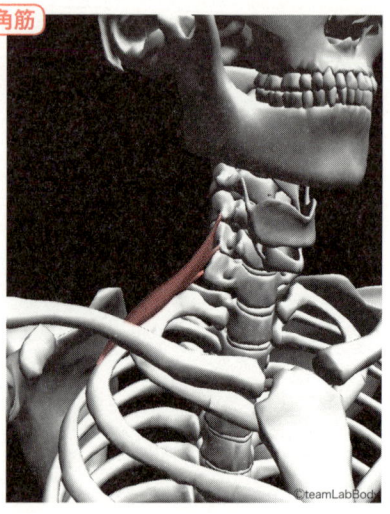

●前斜角筋
起始：第3〜7頚椎の
　　　横突起
停止：第1肋骨

●中斜角筋
起始：第2〜7頚椎の
　　　横突起
停止：第1肋骨

●後斜角筋
起始：第5〜6頚椎の
　　　横突起
停止：第2肋骨

斜角筋の作用：片側で、頭頚部を同じ側に側屈、反対側に回旋。両側で、息を
　　　　　　吸うときに肋骨を上げる。両側で、頭頚部を前屈（前斜角筋）。

　斜角筋は前斜角筋、中斜角筋、後斜角筋の3本があります。
　起始は頚椎の横突起に付着しており、具体的には、前斜角筋と中斜角筋は第1肋骨へ付着し、後斜角筋は第2肋骨へ付着しています。
　位置としては、胸鎖乳突筋の後ろに位置していると考えてください。斜角筋の一部は、胸鎖乳突筋の奥に隠れているような感じです。

斜角筋の関連痛として、腕の痛みやしびれ感を引き起こすことがあります。腕の痛みを訴える場合は、斜角筋にトリガーポイントがないか探っていきましょう。

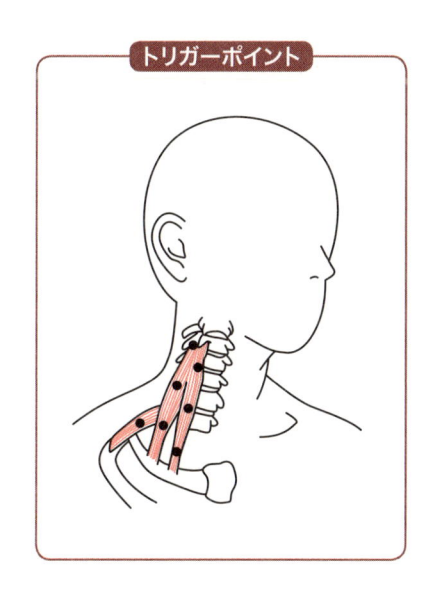

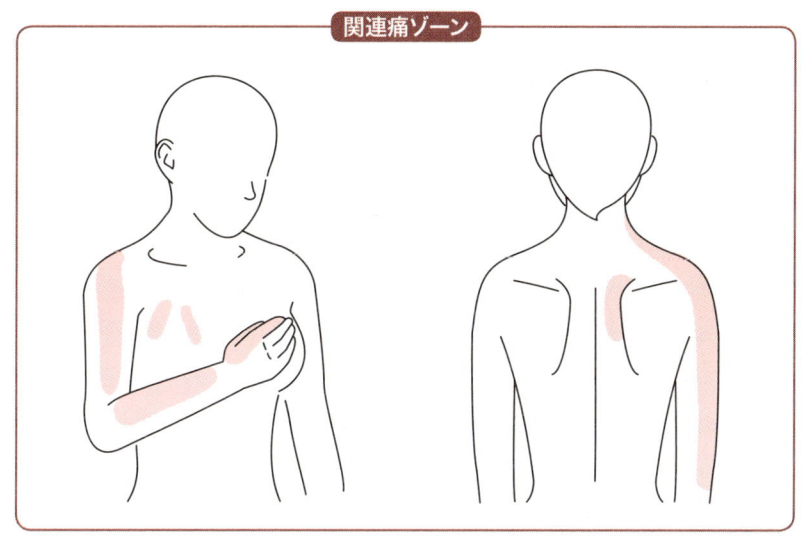

トリガーポイント

関連痛ゾーン

実践編　首凝り、頭痛に関係する筋肉

実技（うつ伏せ）

　第3ラインは、耳の後ろの乳様突起（突き出た骨）のすぐ横（足方向）の部分から始まるラインを押さえていきます。自分の体を沈めながら、腕が上方向からではなく、マッサージベッドの表面と平行に近くなる感じで横方向から頚椎に母指全体の面を押し当てていく感じです。

　乳様突起付近は筋肉が緊張しやすい部分ですので、張りを感じながら圧していきます。ライン上でしこりを見つけたら、じっくり静止圧迫していきます。

　このラインの最初は、乳様突起に付着する胸鎖乳突筋の一部にあたっている感じです。途中から肩甲挙筋の一部、斜角筋の一部へのアプローチになります。

　前に述べましたが、必要以上の圧は加えないように慎重に行ってください。乳様突起付近はある程度の圧を加えてもいいのですが、喉に近くなるにつれて弱めの圧で行ってください。

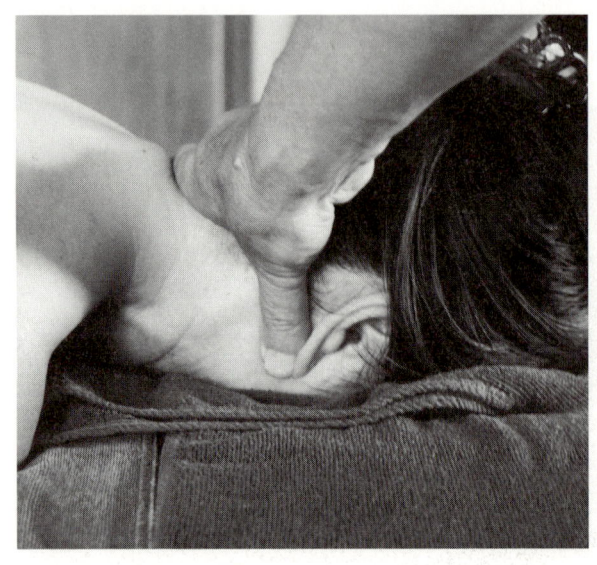

1

第3ラインのプレッシャーポイントテクニック。
母指全体の面で、頚椎方向に当てていく感じで第3ラインを指圧的に押さえていく。ラインの目安は、耳の後ろの乳様突起（突き出た骨）のすぐ横から始める（足方向へ）。1つのポイントを押圧している時間は約6秒ほど。硬結を見つけたら、そこで10秒の静止圧迫を繰り返す。

胸鎖乳突筋や斜角筋に対する仰向けでの施術法

　うつ伏せの状態では、胸鎖乳突筋や斜角筋の全体の筋肉にアプローチできませんでしたので、仰向けの状態で、この筋肉にしっかりアプローチしていきます。

　まずは、胸鎖乳突筋です。

　頭部を横に傾けます。胸鎖乳突筋のように表面に現れている筋肉は、ピンサーパルテーションと呼ばれる挟んで触診する方法が有効です。そして触診しながら、二指圧迫法という母指と二指（人差し指、中指）、あるいは母指と四指（人差し指、中指、薬指、小指）、または母指と人差し指の横腹部分で挟むようにして圧迫していきます。胸鎖乳突筋の乳様突起への付着部から始めていきましょう。

　この部分は筋肉の負担がかかりやすいので、索状硬結および硬結が形成されやすい部位です。張っている部分は、掴んで少し引っ張って揺する感じがいいでしょう。そうして徐々に、胸骨、鎖骨に向かっていきます。胸骨、鎖骨付近は、喉に触らないよう慎重にやさしく行ってください。決して必要以上の圧はかけないでください。

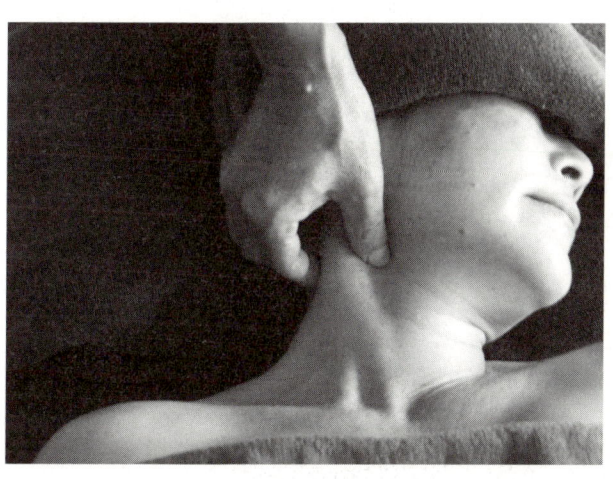

実践編 首凝り、頭痛に関係する筋肉

1

胸鎖乳突筋の二指圧迫法。乳様突起の付着部から胸骨、鎖骨に向けて指で掴んで張っている部位を圧迫していく。掴んで少し引っ張る感じも効果的。

2

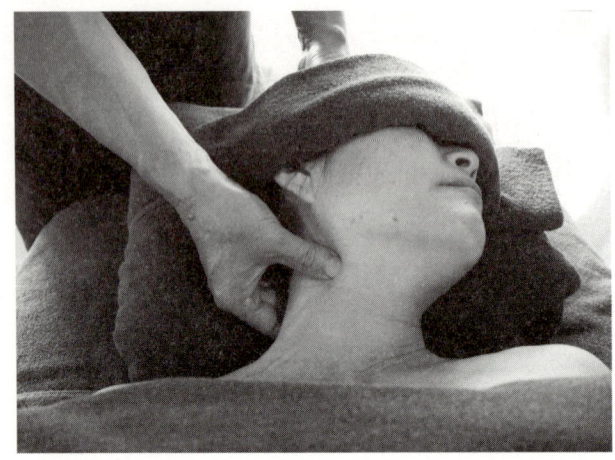

母指による胸鎖乳突筋の静止圧迫。

次は、斜角筋です。

四指を首の下に入れて母指で斜角筋をストリッピングしていきます。前斜角筋、中斜角筋、後斜角筋のそれぞれのラインをストリッピングしていき、しこりを感じたら段階的静止圧迫をします。

これもまた、必要以上の圧をかけないように、クライアントに尋ねながら慎重に行ってください。

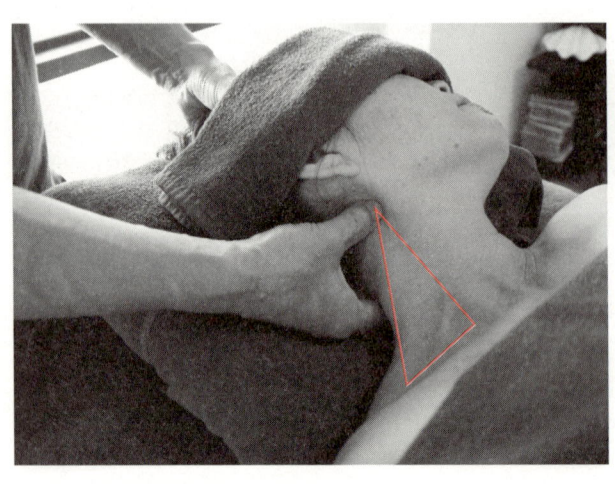

1

胸鎖乳突筋、鎖骨、首のラインの三角形あたりに斜角筋が位置している。

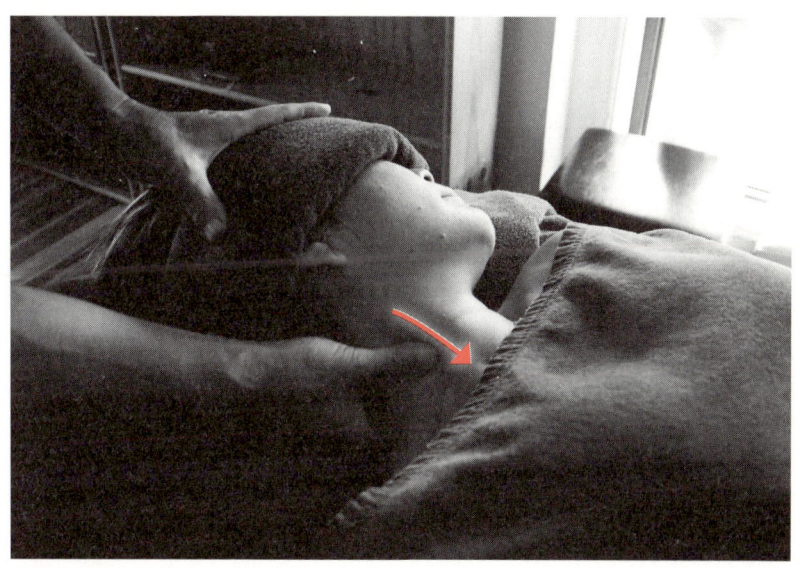

2 母指による前斜角筋のストリッピング。

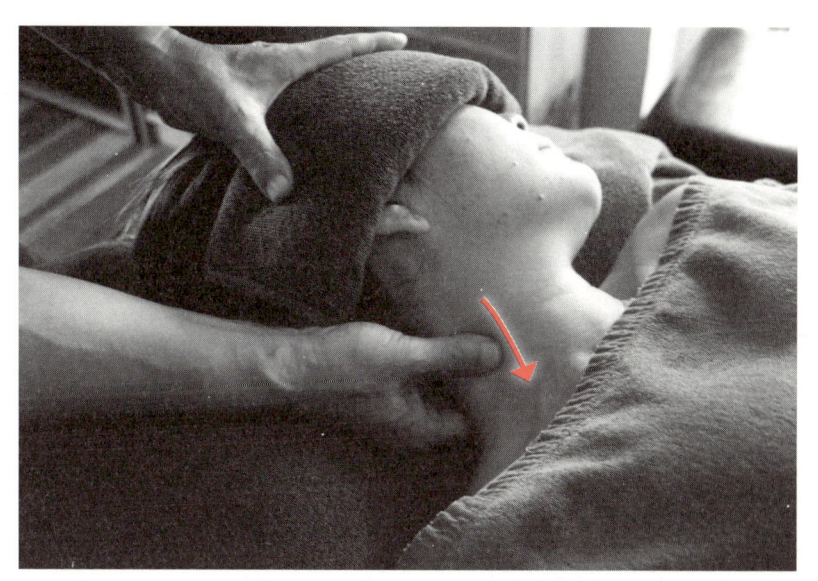

3 母指による中斜角筋のストリッピング。

実践編 首凝り、頭痛に関係する筋肉

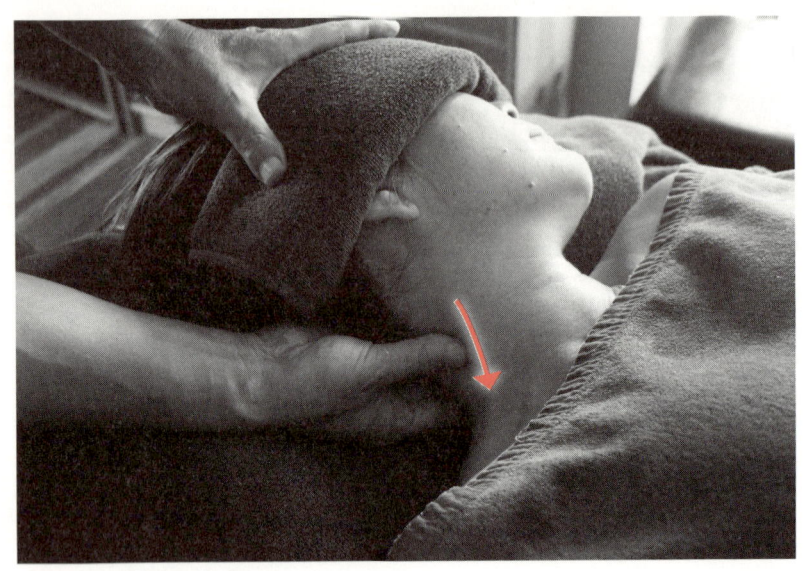

4 母指による後斜角筋のストリッピング。

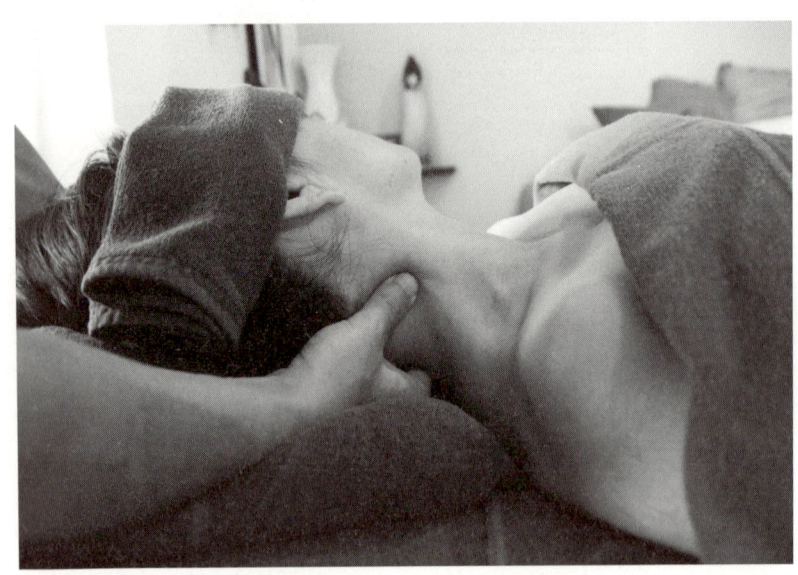

5 母指による斜角筋の静止圧迫。

背痛に関係する筋肉

脊柱起立筋
（せきちゅうきりつきん）

　棘筋（きょくきん）、最長筋（さいちょうきん）、腸肋筋（ちょうろくきん）の3つの筋肉を総称して脊柱起立筋と呼びます。これは、脊柱と肩甲骨の間を縦に走っている大きな筋肉であり、脊柱を横に曲げたり、後方に反らしたり、直立姿勢を保ったりする時に働いています。

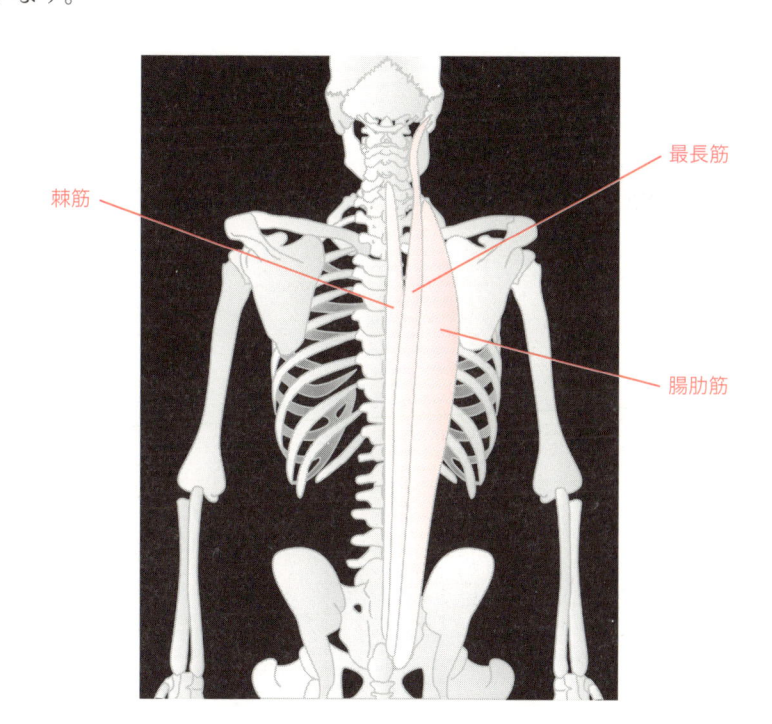

棘筋　　最長筋　　腸肋筋

実践編　背痛に関係する筋肉

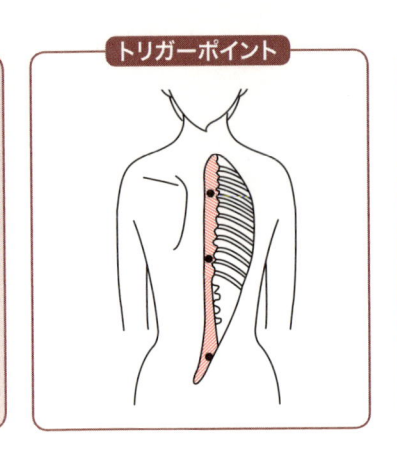

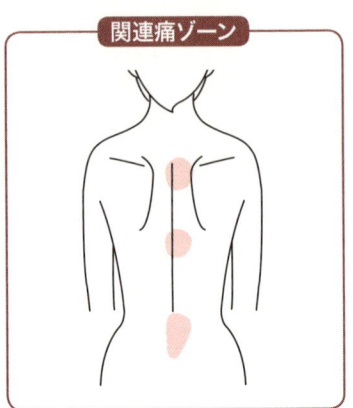

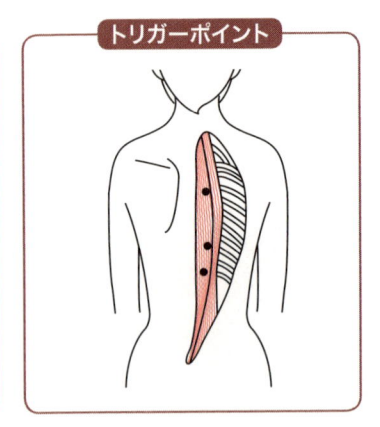

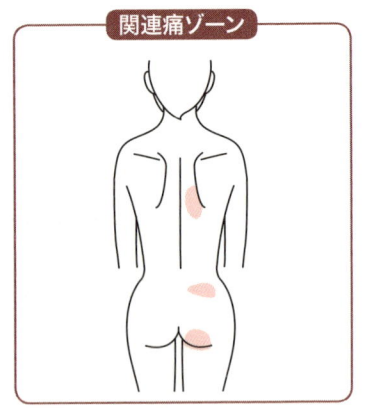

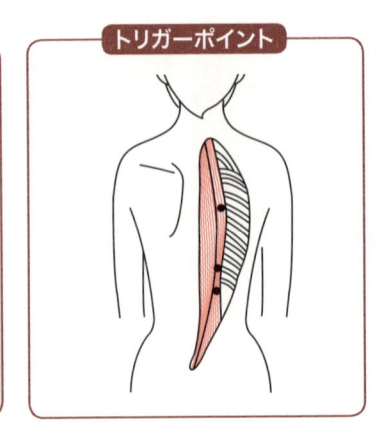

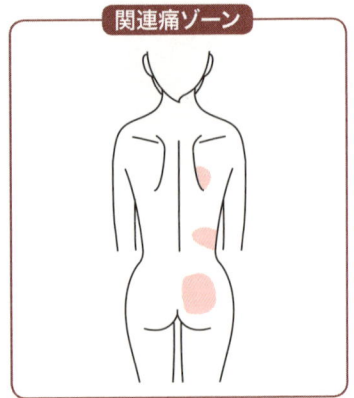

	トリガーポイント	関連痛ゾーン
棘筋		
最長筋		
腸肋筋		

実技（うつ伏せ）

　あらかじめ背中全体の筋肉をエフルラージュやニーディングで、充分ほぐしておきます。
　そして、脊柱起立筋の筋肉線維に沿って、手の平、ナックル、両母指などでストリッピングを行い、さらに緩めていきます。
　それから触診です。両母指をつき合わせ、まず棘筋の部分をサーキュラーフリクション（小さな円を描くように）しながら確認していきます。しこりを見つけたら、静止圧迫を加えていきます。
　ある程度ほぐれたら、次に移動していきます。今度は両手を合わせて、特に三指（人差し指、中指、薬指）を使用して、棘筋、最長筋の筋肉線維にクロスして横断するように圧を加えながらストロークしていきます。しこりを見つけたら、静止圧迫を加えます。ある程度ほぐれたら、次に移動していきます。
　脊柱起立筋が全体的に硬直しているような人は、エルボーを使用します。臀部から肩上部に向けて、ディープストロークしていきます。ディープストロークしながら特に筋肉が硬直している部分があれば、エルボーの先よりも面を使用して、ポイントというよりは、筋肉の面をとらえて面ごと圧迫していく感じです。
　筋肉面がほぐれてしこりのポイントがわかるようになってきたら、エルボーの先端を使用して静止圧迫していきます。
　同じように今度は、棘筋、最長筋、腸肋筋の3つの筋肉を意識しながら、筋肉線維にクロスして横断するようにストロークしていきます。腸肋筋は少し外側を走っています。しこりを見つけたら、同様に静止圧迫を行ってください。

実践編　背痛に関係する筋肉

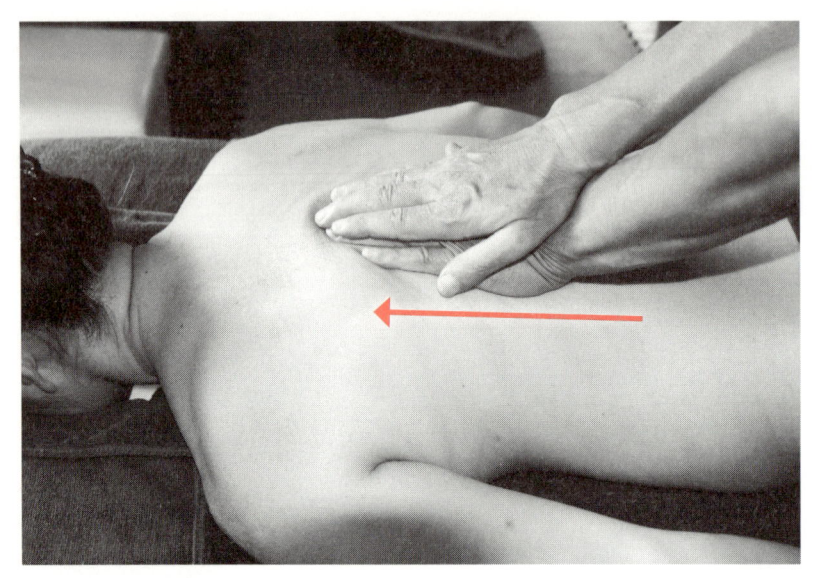

1 両手の四指を重ねて、脊柱起立筋をストリッピング。

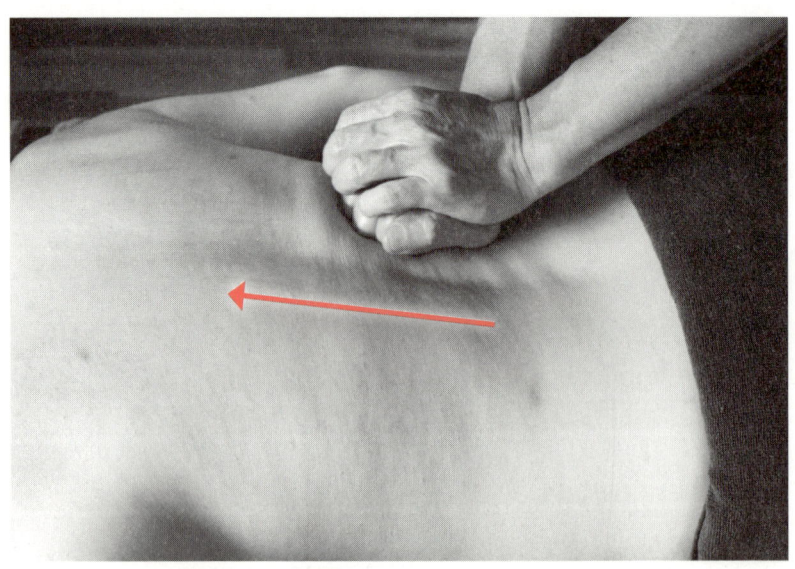

2 ナックルの指関節による脊柱起立筋のストリッピング。

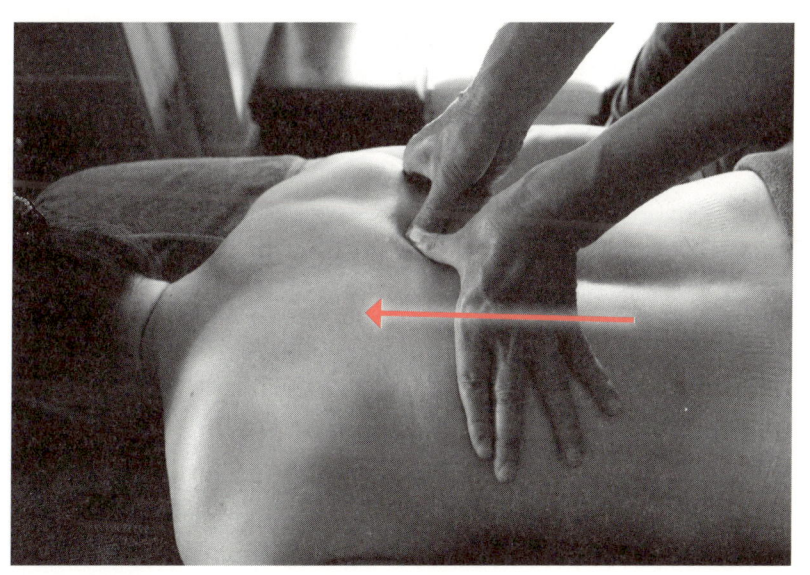

3 両母指を重ねて、脊柱起立筋をストリッピング。

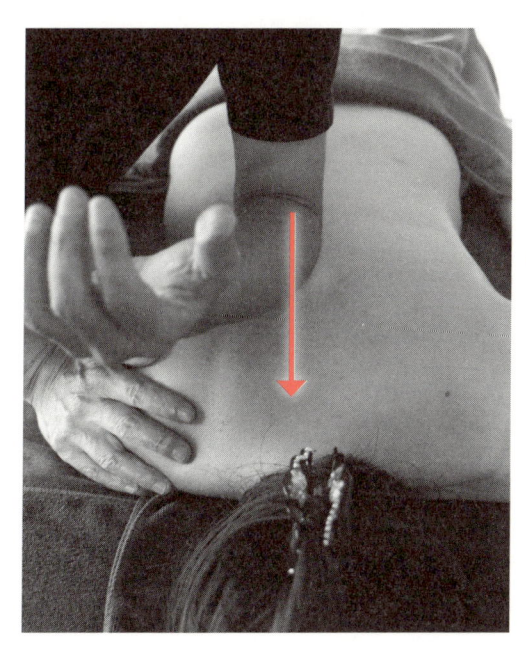

4 エルボーによる脊柱起立筋のストリッピング。

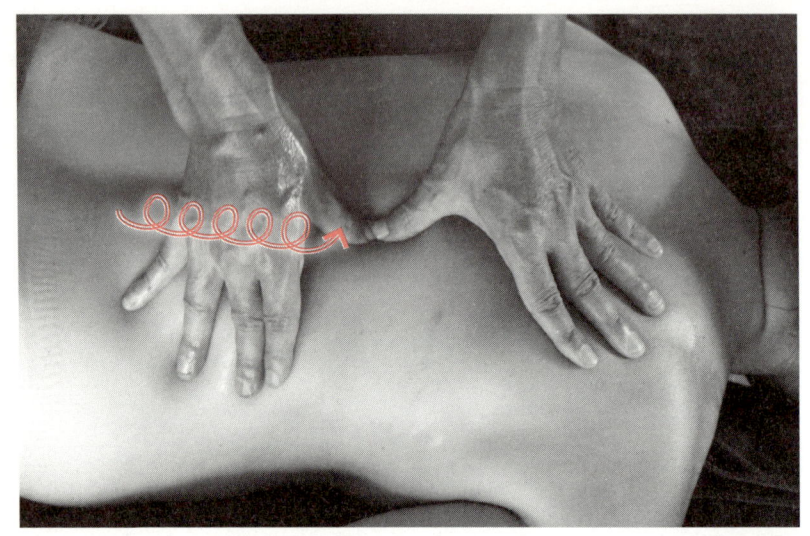

5 両母指をつき合わせながら、棘筋のサーキュラーフリクション（小さな円を描くように棘筋のラインを腰から肩に向けて上がっていく）。

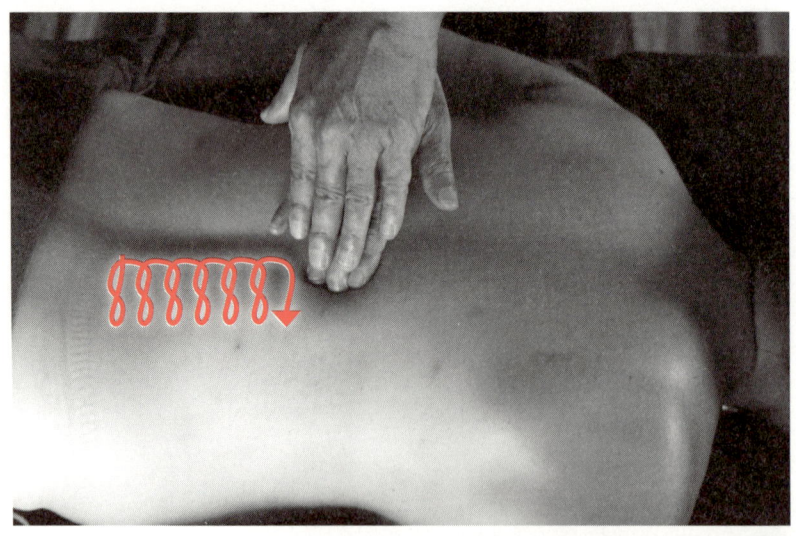

6 両手を合わせながら、利き手の三指で、棘筋、最長筋の筋肉線維をクロスして横断するようにストローク（クロスファイバーストローク）しながら触診していく。数字の8を描くような感じで。クロスする時に、筋線維束の抵抗にあってもそれを押し切るように。しこりを見つけたら、静止圧迫を加えていく。

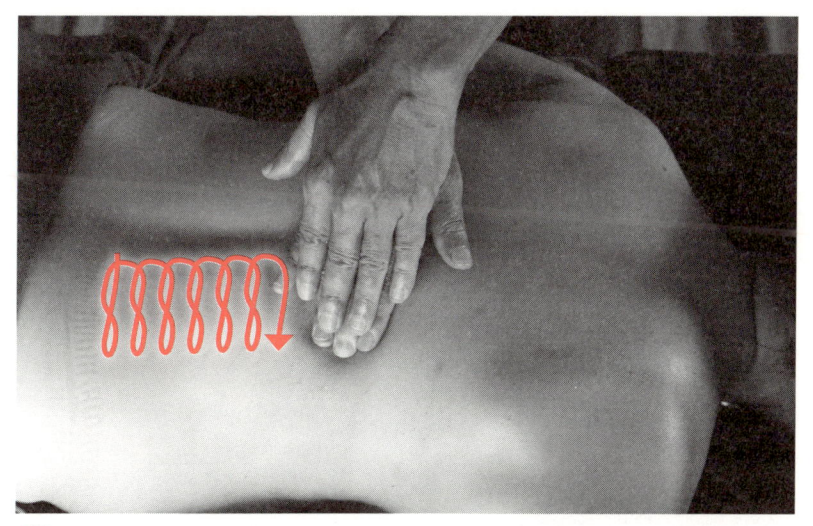

7 三指で、棘筋、最長筋、腸肋筋の筋肉線維をクロスして横断するようにストローク（クロスファイバーストローク）しながら触診していく。大きな数字の8を描くような感じで。クロスする時に、筋線維束の抵抗にあってもそれを押し切るように。しこりを見つけたら、静止圧迫を加えていく。

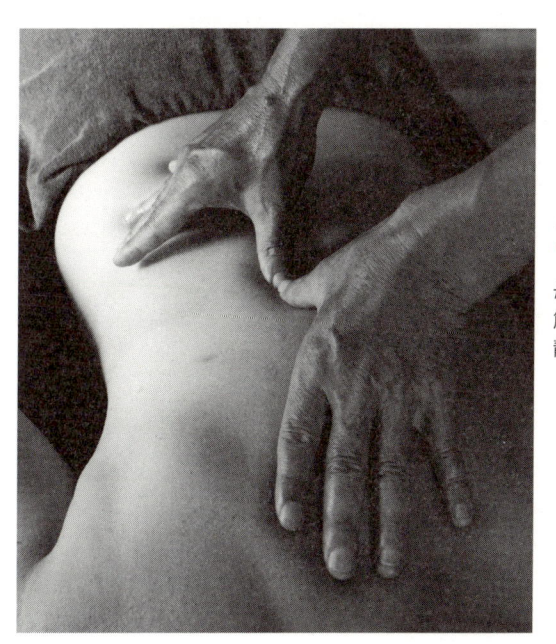

8 母指による脊柱起立筋（棘筋）のトリガーポイントの静止圧迫。

実践編　背痛に関係する筋肉

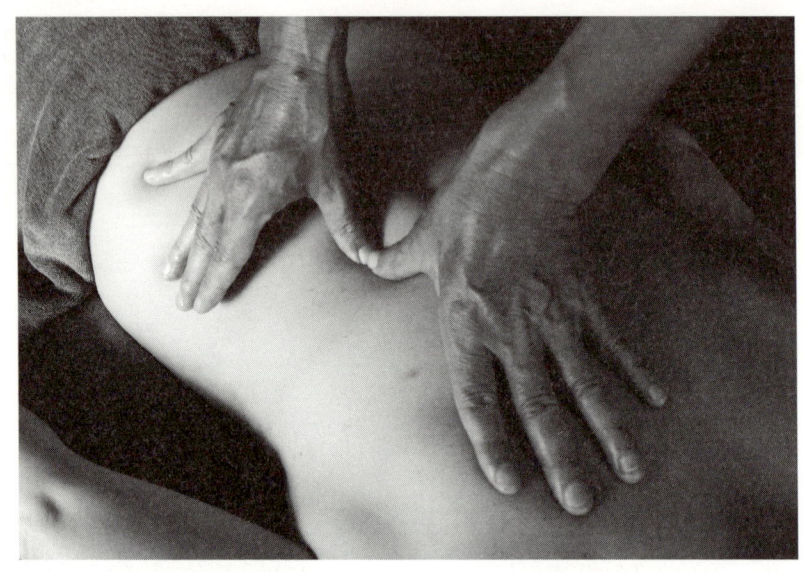

9 母指による脊柱起立筋（最長筋）のトリガーポイントの静止圧迫。

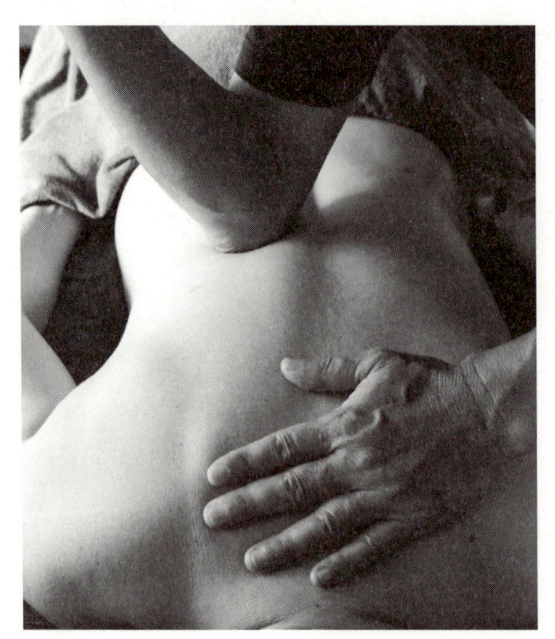

10 エルボーによる脊柱起立筋のトリガーポイントの静止圧迫。

腰痛、坐骨神経痛に関係する筋肉

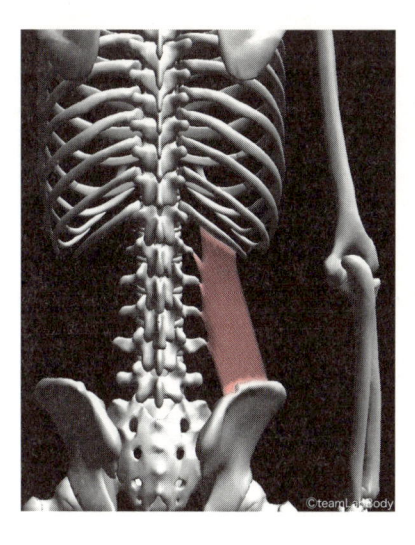

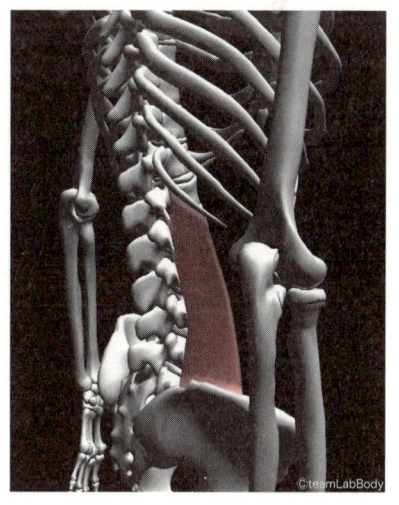

腰方形筋（ようほうけいきん）

起始：腸骨稜
停止：第12肋骨と第1～4腰椎の横突起
作用：腰椎の側屈、後屈、腰椎の固定。例えば、座った状態から床にある物を拾うために、片側を曲げる動作。

腰方形筋は、筋肉図を見てわかるように、上半身と下半身を結んでいる筋肉とも言えます。日常生活で負担のかかりやすい筋肉です。身体を側屈したり後ろに倒したり、物を拾い上げたりする時の動作で働いてい

ます。また、および腰の姿勢などでも痛めやすい筋肉です。

　私の経験では、筋筋膜性腰痛症（筋肉組織が硬くなったり損傷を起こしたりすることが原因で引き起こされる腰痛症）を訴えるほとんどの人が、この腰方形筋が固く張った状態となっています。

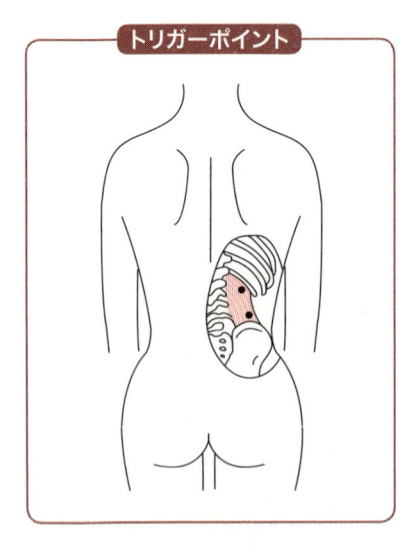

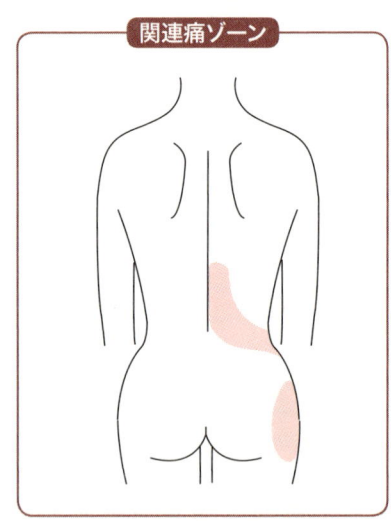

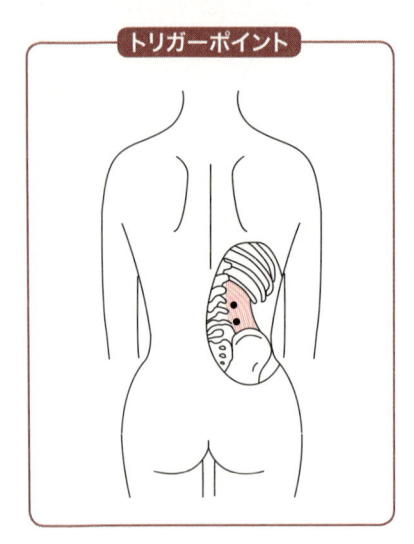

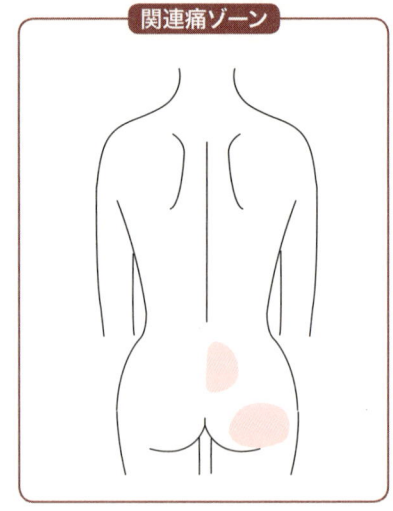

トリガーポイント	関連痛ゾーン

トリガーポイント	関連痛ゾーン

実技（うつ伏せ）

　腰方形筋も、あらかじめニーディングなどを行い、充分筋肉が温まった状態でアプローチしてください。次に、エルボーの前腕の面を使用して、腰方形筋をストリッピングしていきます。張っている索状硬結を感じたら静止圧迫を加えていきますが、腰方形筋は深い場所にありますので、オイルが体にいっぱい付いているとアクセスしづらいかもしれません。その場合はオイルを少しふき取りましょう。

　母指を使用する場合は、両母指を垂直に入れてから中に押し込む感じがいいでしょう。腰方形筋全体の張っている筋肉のラインを押圧していきます。特にしこりを感じる部分は段階的静止圧を行います。

　また、すべるようでしたら、タオルやティッシュを置いてやることもできます。

　腰方形筋は、深い所にあるため、母指を垂直に深く入れていくと爪がクライアントの皮膚に当たる場合がありますので、エルボーを使用するのも効果的です。やはり垂直に深く入れて中に押し込む感じです。特にしこりを感じる部分に段階的静止圧を行います。筋肉が緩んでくるまで何度も繰り返していきます。

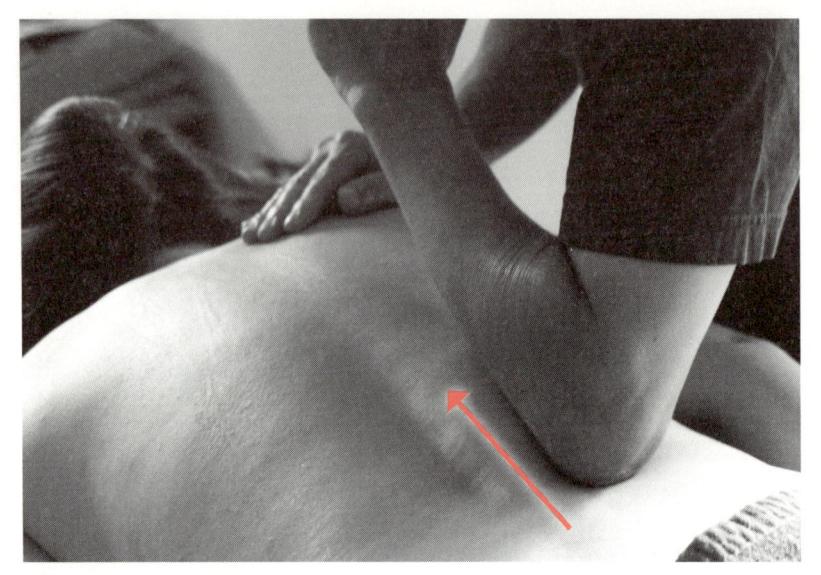

1 エルボーの前腕部分によるストリッピング。

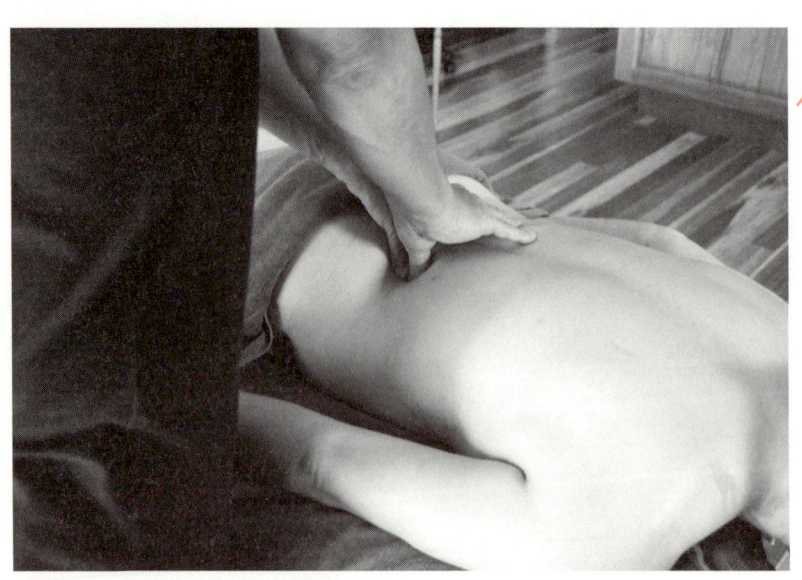

2 両母指で腰方形筋の索状硬結を静止圧迫。

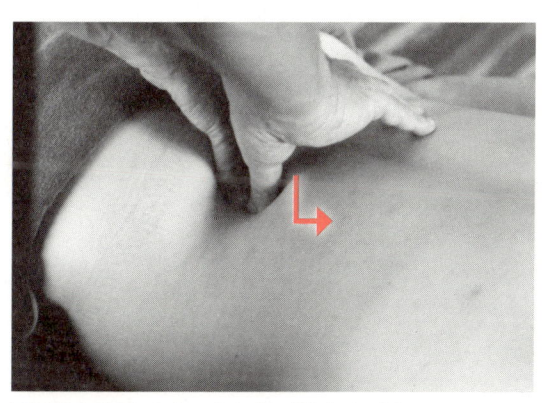

両母指を垂直に入れてから中に押し込む感じ。

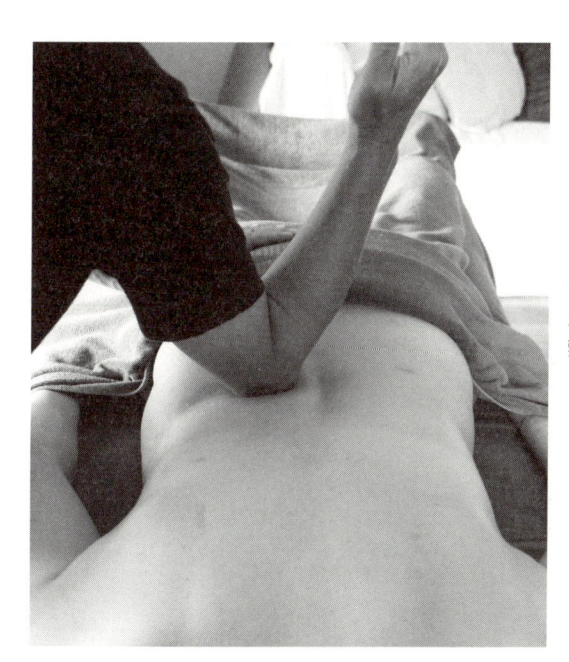

3
エルボーによる腰方形筋の
索状硬結への静止圧迫。

実践編　腰痛、坐骨神経痛に関係する筋肉

殿筋
でん きん

　腰痛になった場合、筋肉の負担は、腰部から殿部の筋肉にまで影響をもたらします。ここでは、殿筋（大殿筋、中殿筋、小殿筋）の中でも、大殿筋、中殿筋へのトリガーポイント療法をご紹介します。

殿筋へのアプローチ（うつ伏せ）

　殿部を大きくカバーしているのが大殿筋、その下に中殿筋、そしてさらにその下に小殿筋があります。
　トリガーポイント療法に入る前に、殿部の筋肉全体を充分ほぐし温めておきましょう。
　オイルを手に取り、殿部にオイルを塗布しながらエフルラージュをします。
　殿部がある程度ほぐれたところで、片側の殿部をニーディングします。

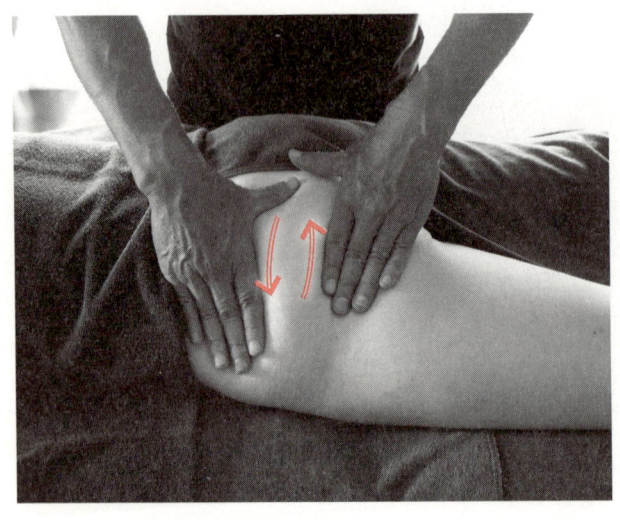

1
殿部全体をニーディングで充分ほぐし温めていく。

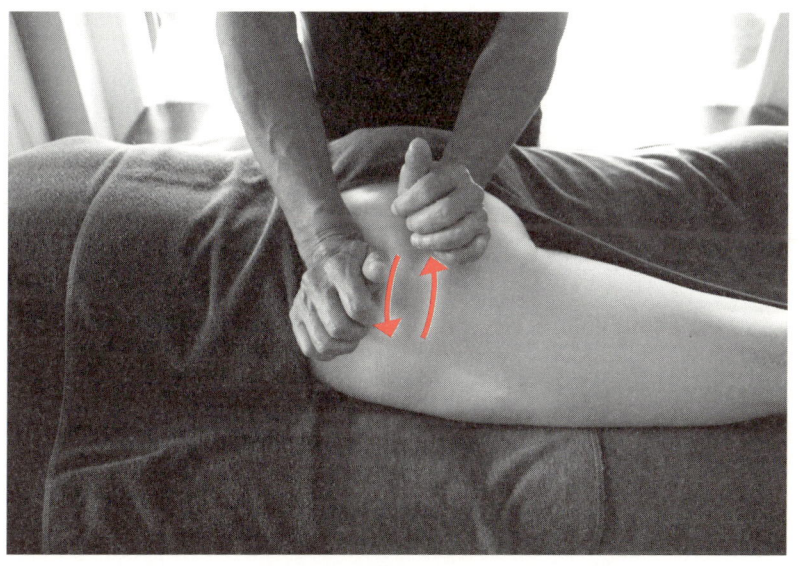

2 両手の手根を使って交互に殿部を横断するようにストロークする。

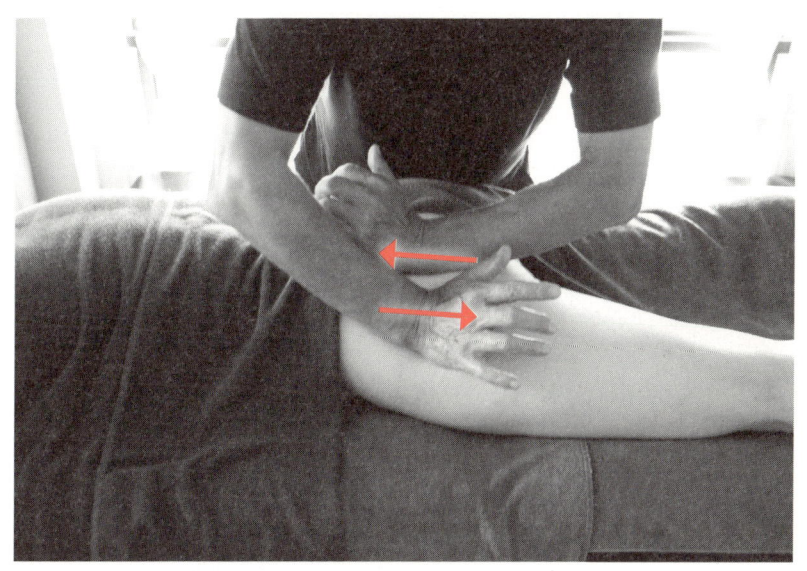

3 それにクロスするように、手根で縦（頭と足の方向）のストロークを加える。

実践編 腰痛、坐骨神経痛に関係する筋肉

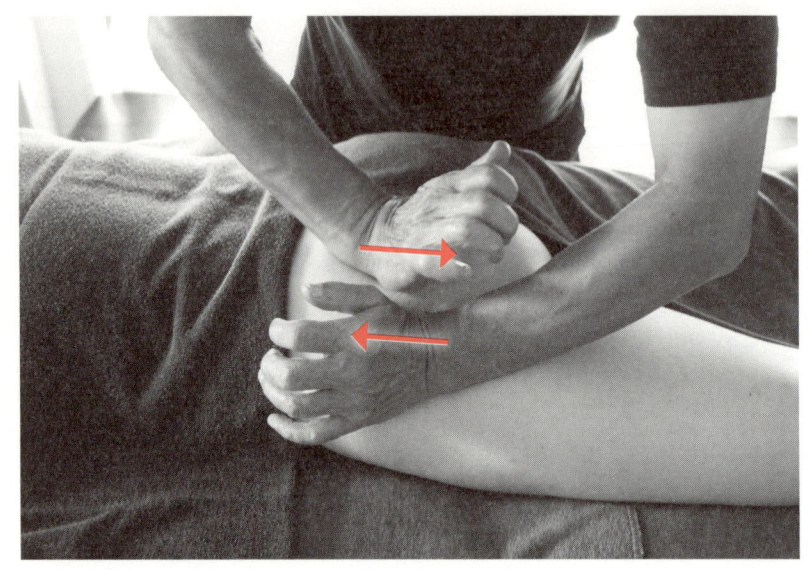

4 腕の上下を替えて同じように手根で縦（頭と足の方向）のストロークをする。必要に応じて繰り返す。

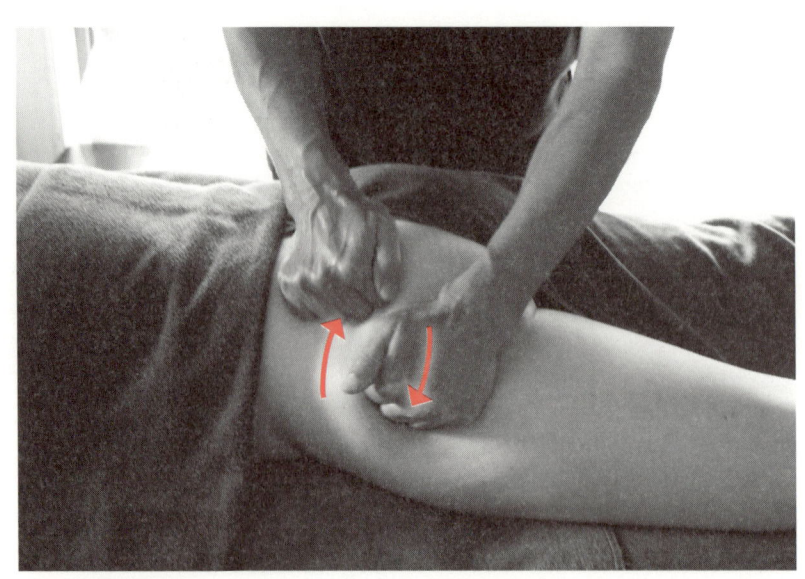

5 今度は、両ナックルを使って交互に殿部を横断するようにストロークする。

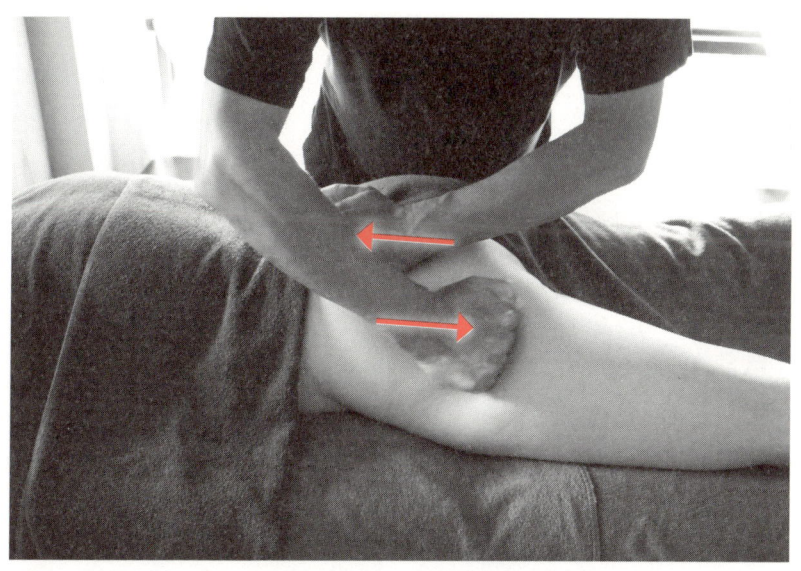

6 それにクロスするように、両ナックルで縦（頭と足の方向）のストロークを加える。

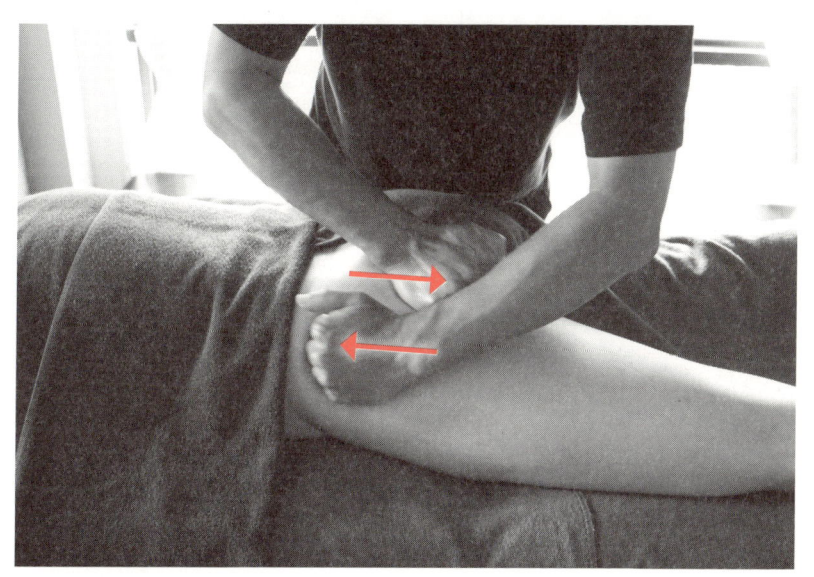

7 腕の上下を替えて同じようにナックルで縦（頭と足の方向）のストロークをする。必要に応じて繰り返す。

実践編 腰痛、坐骨神経痛に関係する筋肉

大殿筋

　大殿筋は、中殿筋と小殿筋を覆う殿部の大きな筋肉です。座位から立ち上がる、階段を上る、ランニング、ジャンプ、早歩きなどで働きます。大殿筋は腰痛に関連する筋肉であり、大殿筋に形成されたトリガーポイントは、腰部や殿部の痛みを引き起こします。

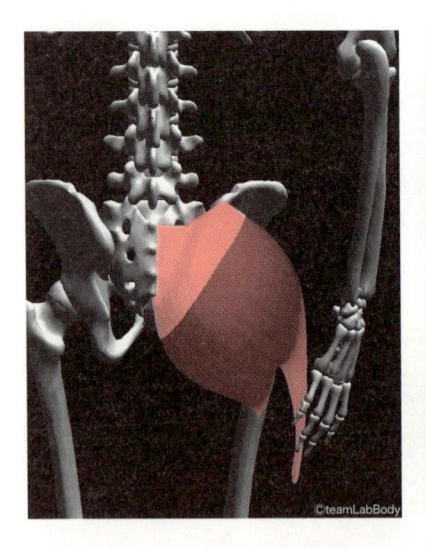

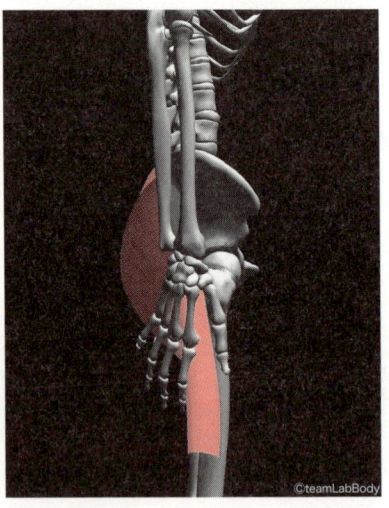

起始：腸骨背面の後殿筋線、仙骨、尾骨の後面、仙結節靭帯
停止：大腿骨
作用：前に上げた脚（屈曲）を、後ろに引く（伸展）。股関節の外旋（太ももを外に向ける）、外転（脚を中央から外側に伸ばす）など。

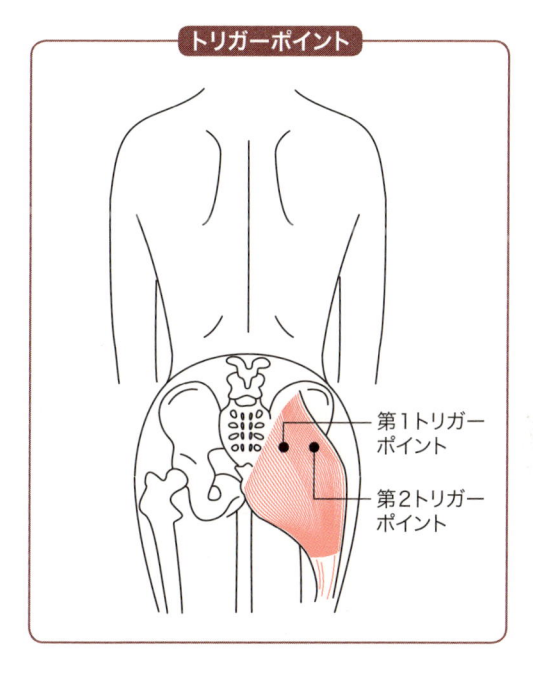

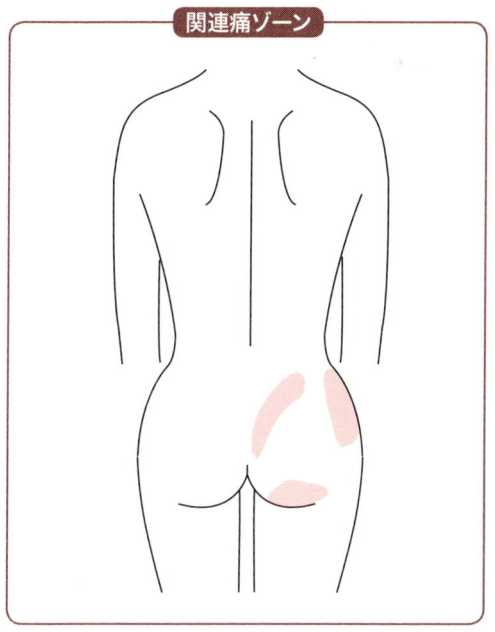

| トリガーポイント |

- 第1トリガーポイント
- 第2トリガーポイント

| 関連痛ゾーン |

実践編 腰痛、坐骨神経痛に関係する筋肉

実技（うつ伏せ）

　大殿筋のポイントは、チャート図の2点を中心に探っていきます。母指を使用したり、エルボーを使用したりして、しこりを探していってください。

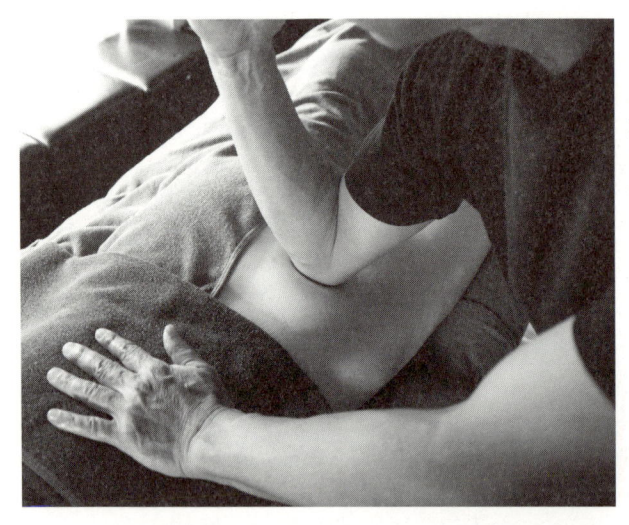

1
エルボーによる大殿筋の第1トリガーポイントの静止圧迫。

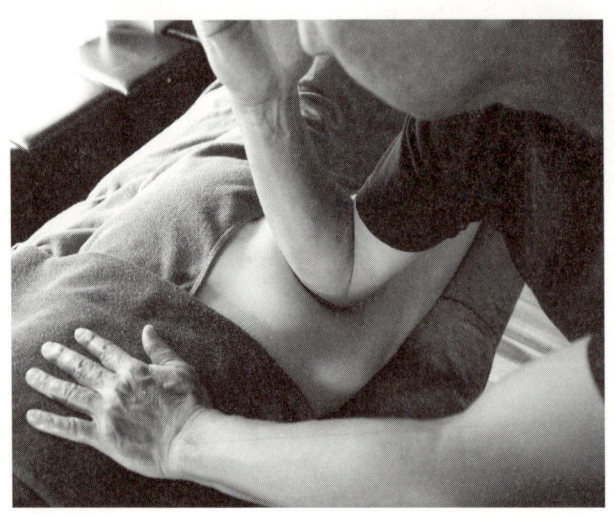

2
エルボーによる大殿筋の第2トリガーポイントの静止圧迫。

中殿筋

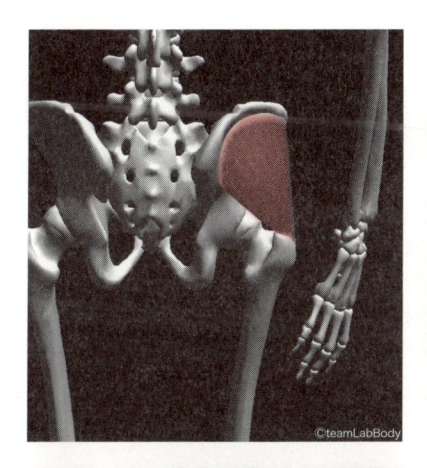

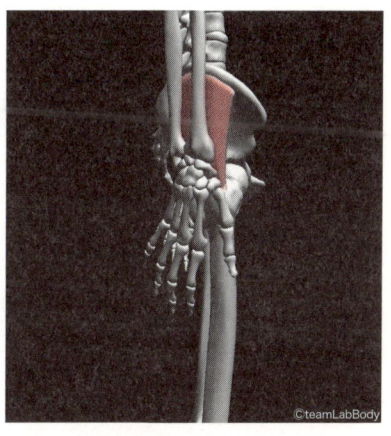

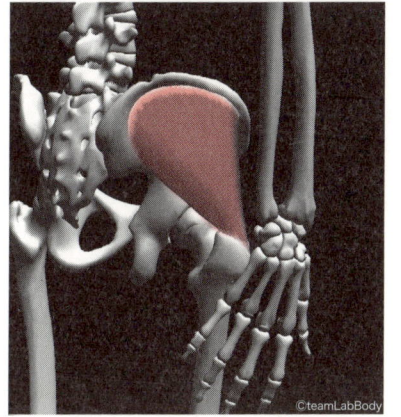

起始：腸骨翼の殿筋面
停止：大転子の外側面
作用：脚を股関節のところで中央から外側へ伸ばす（外転）、回旋。歩行時に骨盤を固定。

実践編　腰痛、坐骨神経痛に関係する筋肉

　中殿筋は、大殿筋の下に位置し、腸骨稜（腸骨の長い上部先端）に沿って付着（起始）しています。もう一方は、大転子（大腿骨頭の外側の出っ張り）に付着（停止）しています。
　そのさらに下にある小殿筋と共に、脚を外側に開く（外転）の作用を担っています。歩行中に殿部が下がらないように支える働きをしたり、骨盤を支え、安定させる役割もあります。

中殿筋は腰痛に関連する筋肉と言われており、腰痛の原因となる腰方形筋のトリガーポイントは、その関連痛領域が中殿筋に及ぶことから、中殿筋にトリガーポイントの形成を誘発しがちです。

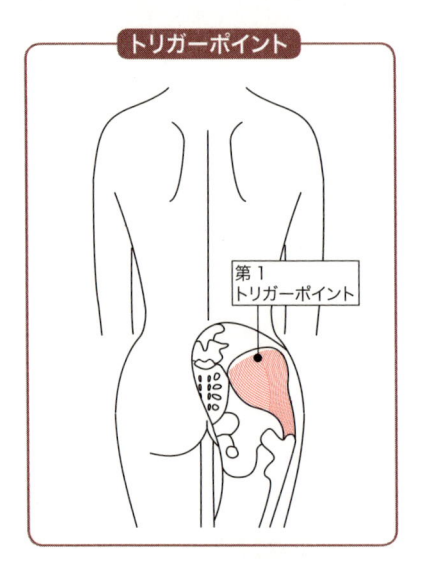

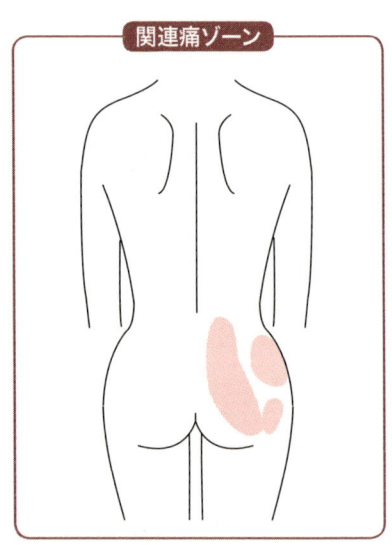

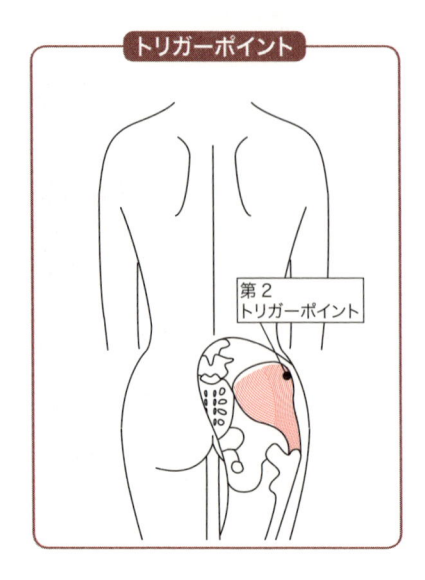

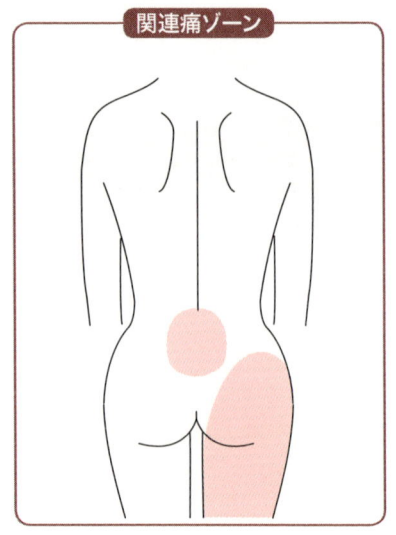

トリガーポイント	関連痛ゾーン
第1トリガーポイント	

トリガーポイント	関連痛ゾーン
第2トリガーポイント	

実技（うつ伏せ）

　殿部上部のウエストラインに沿って、両母指でチャート図の第1トリガーポイントを圧します。さらに、徐々に殿部の真横方向へ触診しながら下がり、しこりがあれば静止圧迫を加えていきます。

　殿部の真横に到達したら、両母指で腸骨稜のすぐ横（足方向）に位置する第2トリガーポイントの周りの筋肉を両母指でほぐしながら、くぼみを探しそこに親指が入るようになったら、しっかりと押圧していきます。

　腰痛のほとんどの人は、この部分が固く張っています。足の先のほうまで関連痛を感じることもあります。この第2トリガーポイントこそ、腰痛の特効ポイントと言っていいでしょう。私の場合、腰痛のクライアントに対しては、このトリガーポイントテクニックで良好な結果を出しています。硬い方はしっかりとほぐれるように、じっくり長めに何回も押圧してください。

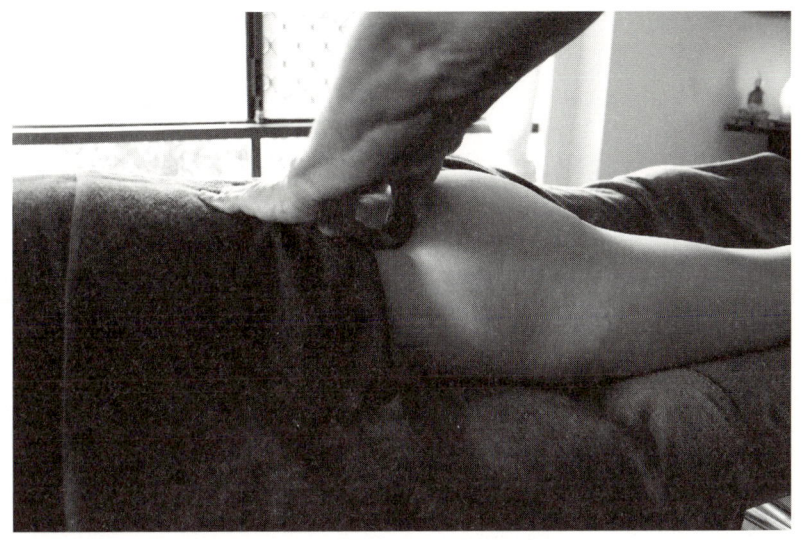

1 両母指による中殿筋の第1トリガーポイントの静止圧迫。

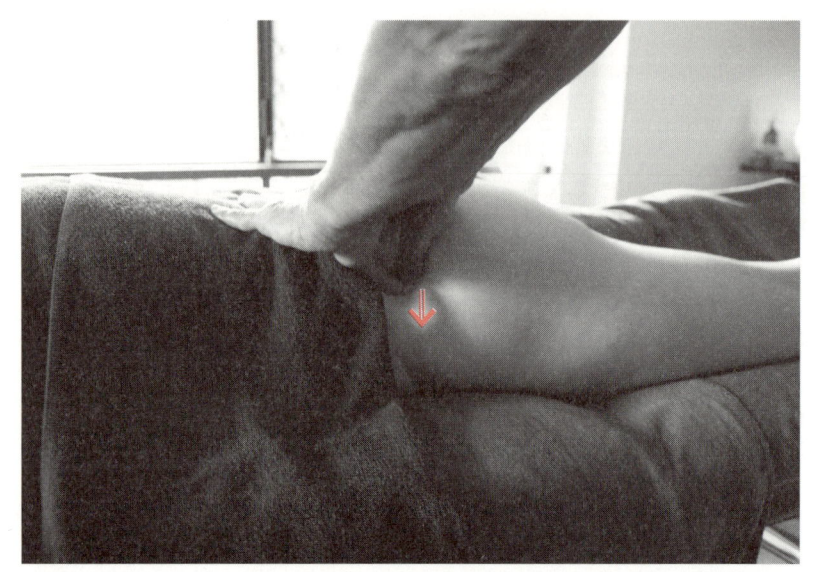

2 ウェストラインに沿って両母指で殿部の真横方向へ触診しながら徐々に下がり、しこりがあれば静止圧迫を加えていく。

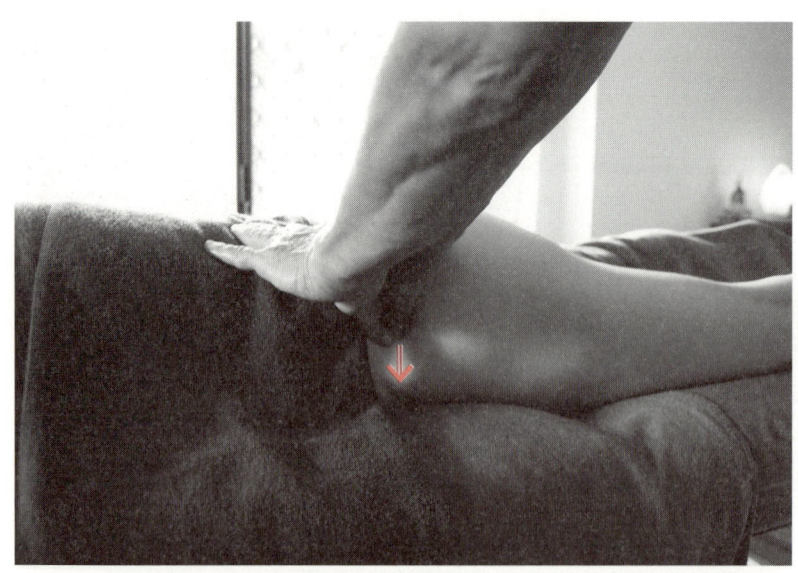

3 さらに、殿部の真横方向へ触診しながら徐々に下がり、しこりがあれば静止圧迫を加えていく。

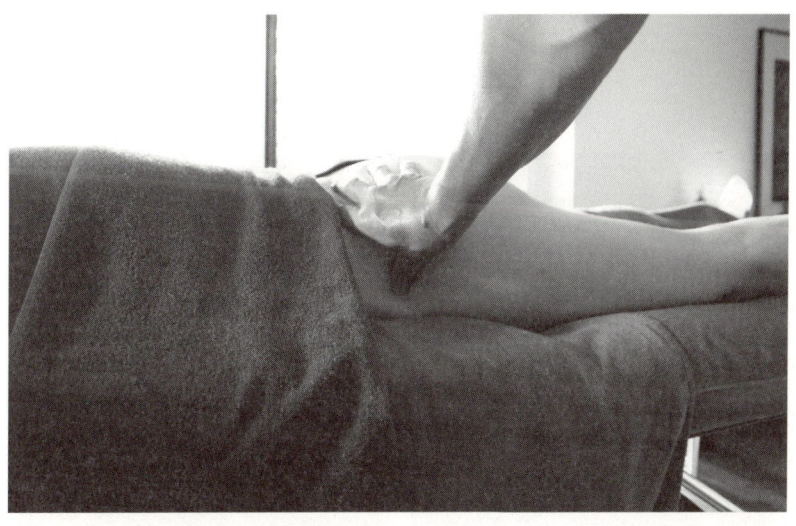

4 殿部の真横に来たら、腸骨稜のすぐ横（足方向）のポイント周りを両母指でしごくようにして張っている筋肉を緩める。指が入るようになったら、母指で中殿筋の第2トリガーポイントの静止圧迫を行う（両母指で行ってもよい）。位置を確認しておいて、エルボーの面を押し当てていく方法もある。

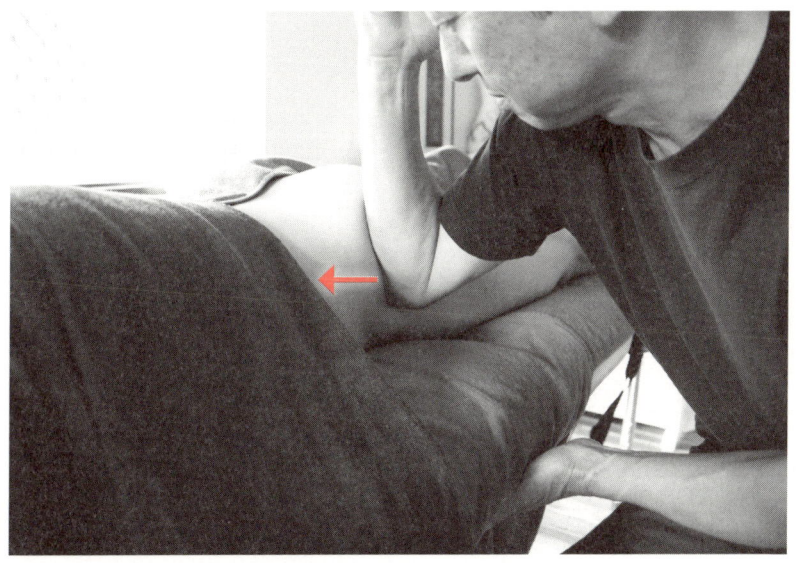

5 エルボーによる中殿筋の第2トリガーポイントの静止圧迫。

実践編　腰痛、坐骨神経痛に関係する筋肉

梨状筋
りじょうきん

起始：仙骨の前面
停止：大転子の尖端
作用：股関節を外旋（太ももを外側に廻す）、外転（脚を横に伸ばす）。

坐骨神経が梨状筋によって圧迫される

梨状筋

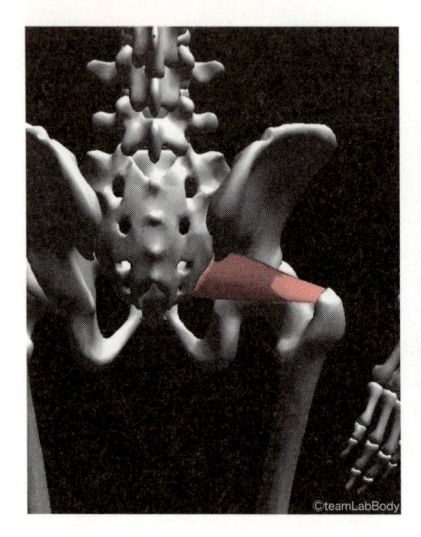

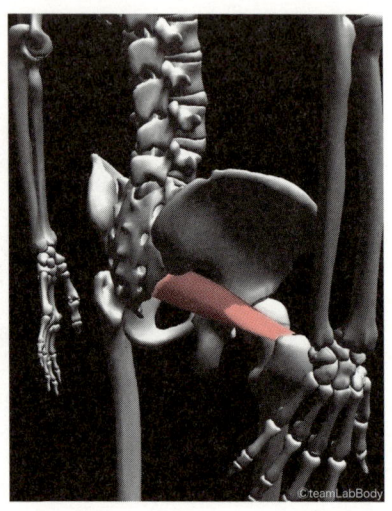

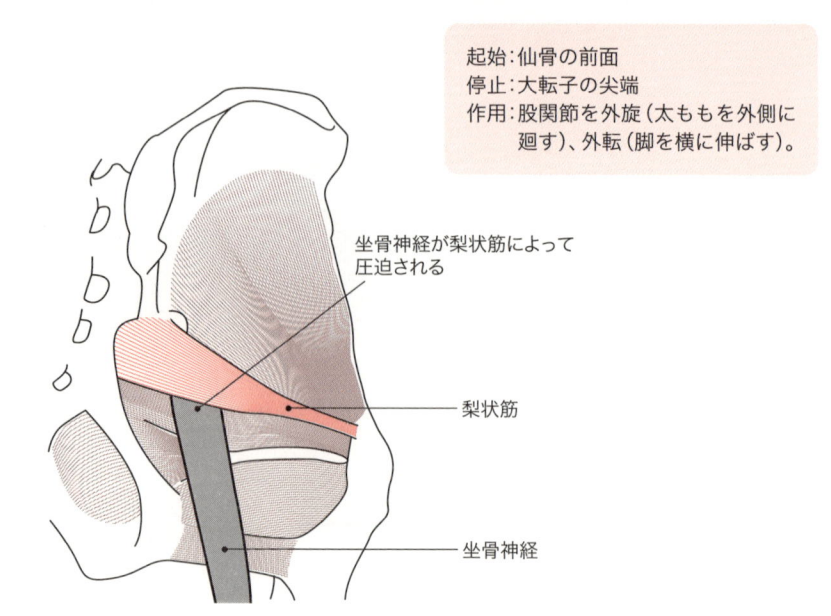

坐骨神経

梨状筋は、平泳ぎの脚の動きなどで強く働き、坐骨神経痛に関連した筋肉です。

　個人差はありますが、坐骨神経がこの梨状筋の上または下を通り、場合によっては貫通しています。したがって、この梨状筋が緊張状態にあることで神経を圧迫し、坐骨神経痛を引き起こす原因となります。

　坐骨神経痛の原因としては、この「梨状筋の収縮・緊張」の他に、「腰椎椎間板ヘルニア」、「腰部脊柱管狭窄症(ようぶせきちゅうかんきょうさくしょう)」、「変形性腰椎症」などが考えられます。ここでご紹介するのは、坐骨神経痛の原因が「梨状筋の収縮・緊張」の場合のアプローチです。

　梨状筋のポイントは、チャート図のように、仙骨への付着部に近い部分と、もう少し下がったあたりの2点を中心に探っていきます。母指を使用したり、エルボーを使用したりして、硬い部分があれば、じっくりほぐしていきます。

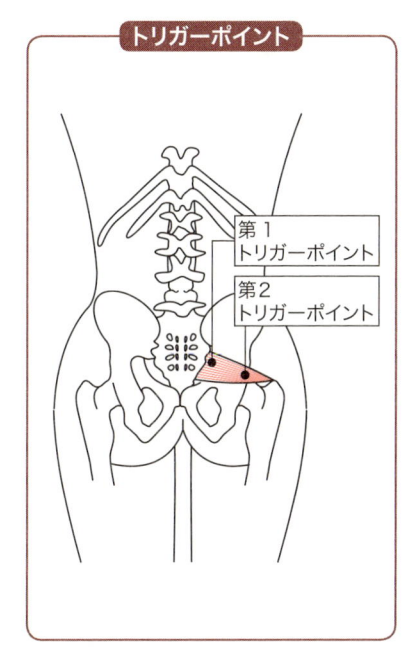

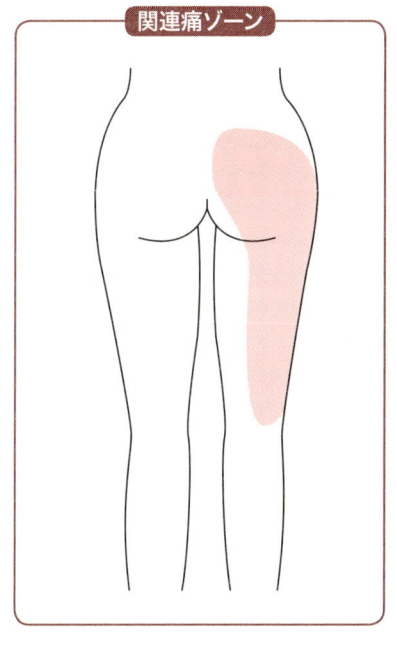

トリガーポイント	関連痛ゾーン
第1トリガーポイント／第2トリガーポイント	

実践編　腰痛、坐骨神経痛に関係する筋肉

実技（うつ伏せ）

　梨状筋の位置をまず確認しましょう。前掲筋肉図のように、仙骨と大腿骨の大転子を結んでいるのが梨状筋です。もし、梨状筋の位置がわかりづらい場合は、128頁の写真のように、クライアントの片脚を持ち上げて左右に動かすことにより、梨状筋が動くのが感じられます。

　フリクションをしながら仙骨に近い部分を探っていきます。しこりや索状硬結を感じたら押圧していきます。次に仙骨の付着部から大転子の付着部にかけてフリクションしながら、同じく、しこりや索状硬結に対し押圧していきます。

　坐骨神経痛の方は、この梨状筋全体が張っていることが多いので、しっかりほぐしてあげましょう。

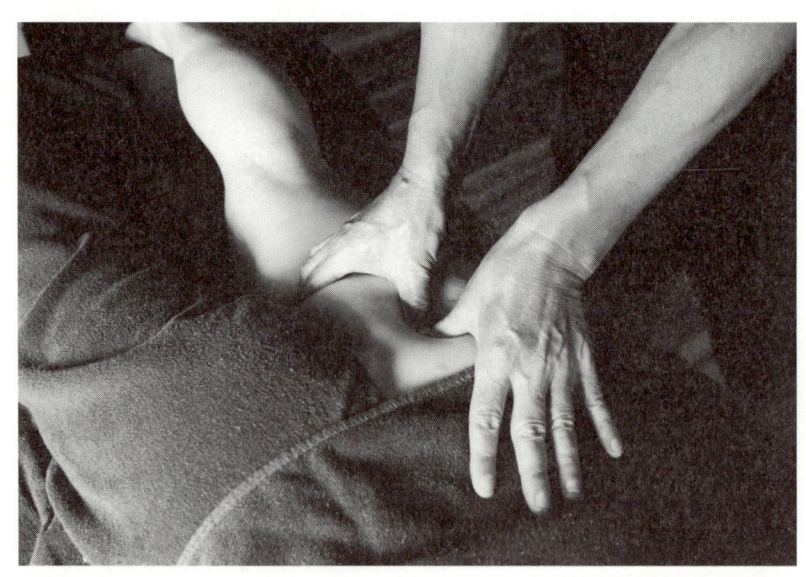

1 両母指によるフリクションで触診していく。

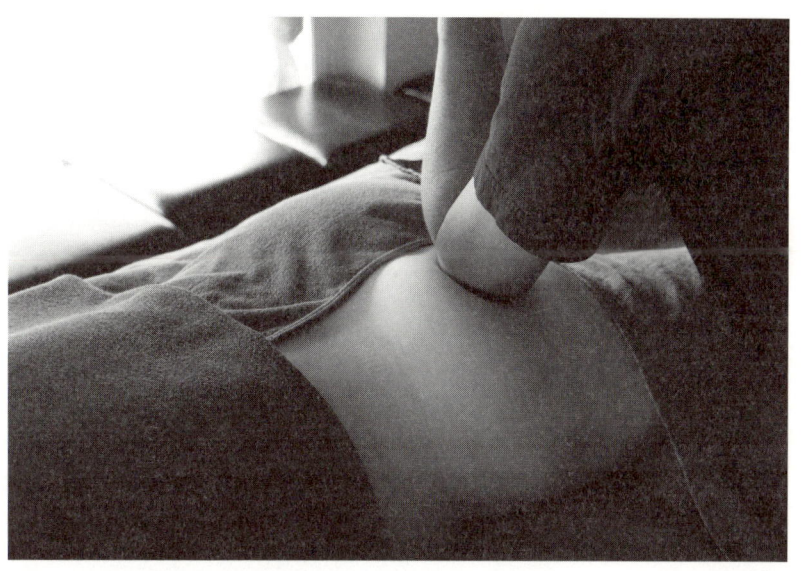

2 梨状筋の第1トリガーポイントへの静止圧迫。

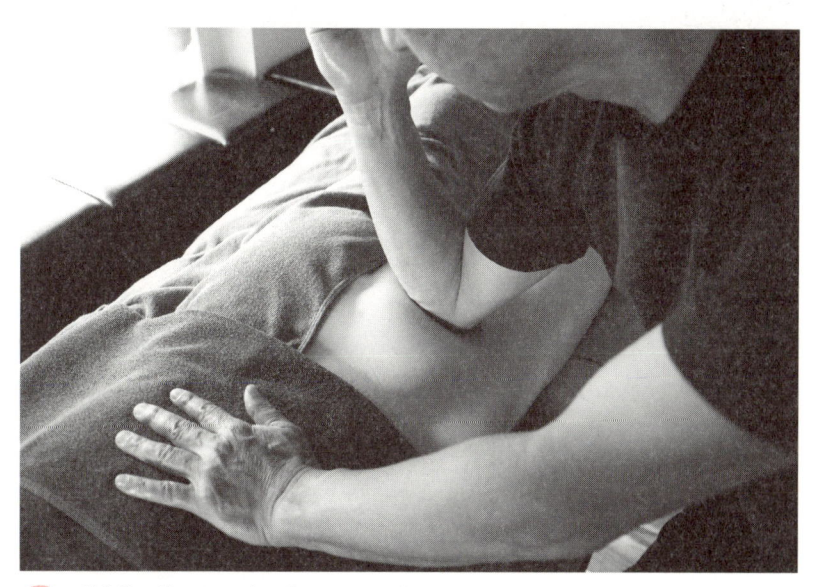

3 梨状筋の第2トリガーポイントへの静止圧迫。

実践編 腰痛、坐骨神経痛に関係する筋肉

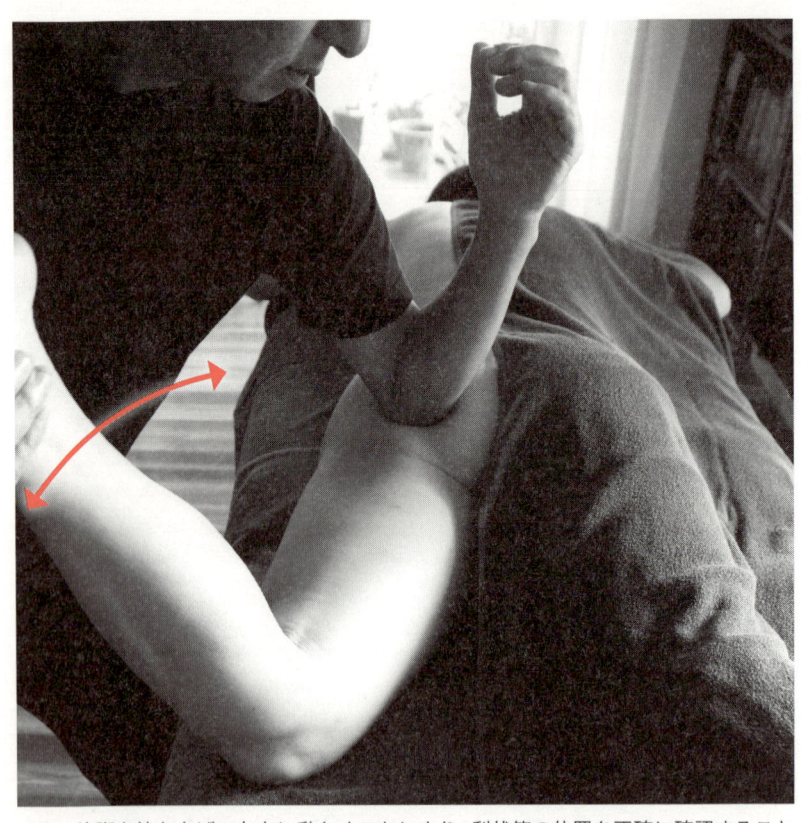

4 片脚を持ち上げて左右に動かすことにより、梨状筋の位置を正確に確認することができる。エルボーによる梨状筋の静止圧迫。

膝痛に関係する筋肉

大腿四頭筋(だいたいしとうきん)

　膝痛に関係している筋肉として、大腿四頭筋が挙げられます。

　大腿四頭筋の中で、真ん中を走っているのが大腿直筋。外側が外側広筋。内側が内側広筋。さらに、大腿直筋の奥にあるのが中間広筋です。

　大腿四頭筋は膝蓋骨(しつがいこつ)に付着(停止)しています。膝蓋骨の自由な動きは、膝関節の自由な動作となりますが、大腿四頭筋にトリガーポイントが形成されると、その自由な動きを制限し、膝の屈曲にも影響を与えます。

大腿直筋

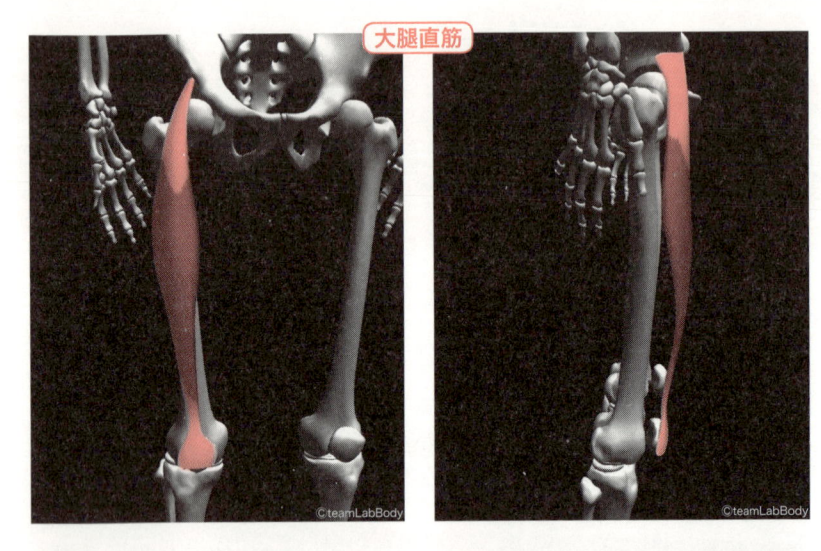

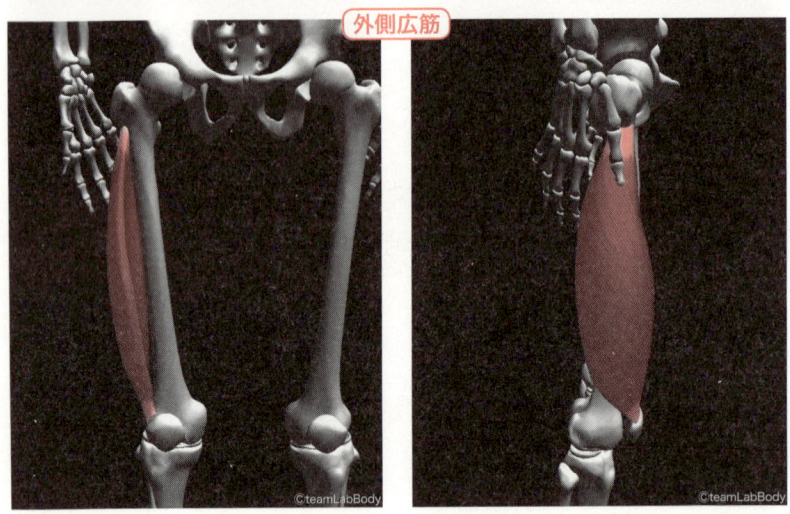

外側広筋

内側広筋

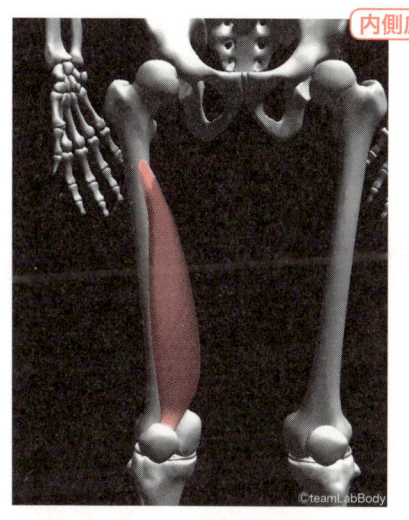

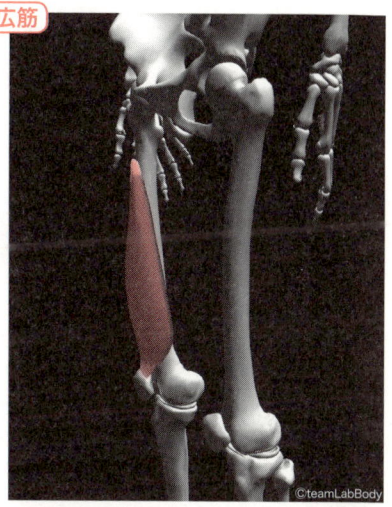

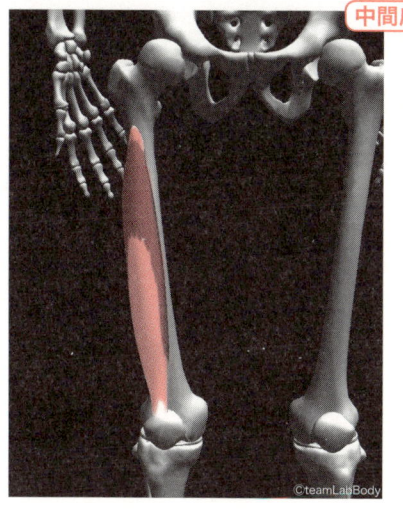

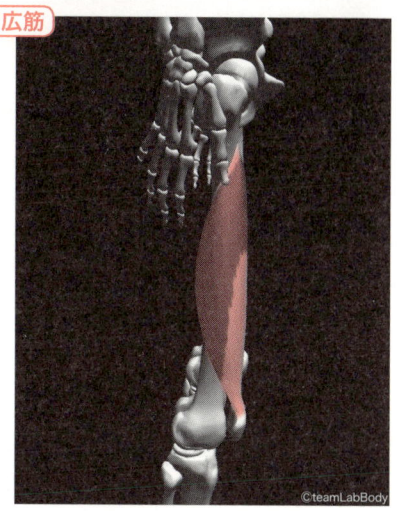

中間広筋

起始：大腿直筋－下前腸骨棘
　　　外側広筋－大転子
　　　内側広筋－大腿骨転子間線下部および大腿骨粗線内側唇
　　　中間広筋－大腿骨の上部前面
停止：膝蓋骨

作用：股関節の屈曲、例えば、脚を前に上げる。膝関節の伸展、例えば、曲げた膝をまっすぐにする。体を持ち上げる、階段を上る、ジャンプの時などに働く。また、座る時に、腰の下ろすスピードをコントロールする。

実践編　膝痛に関係する筋肉

大腿直筋	トリガーポイント	関連痛ゾーン
外側広筋	トリガーポイント	関連痛ゾーン
外側広筋	トリガーポイント	関連痛ゾーン

	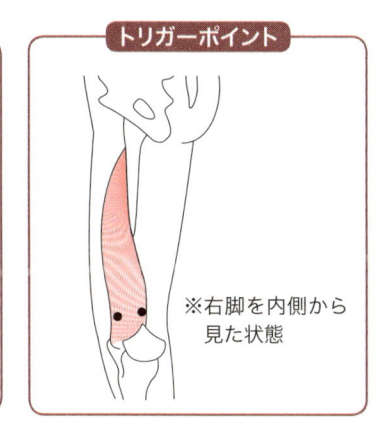 トリガーポイント	関連痛ゾーン
内側広筋	※右脚を内側から見た状態	※右脚を内側から見た状態
大腿四頭筋（全体）		

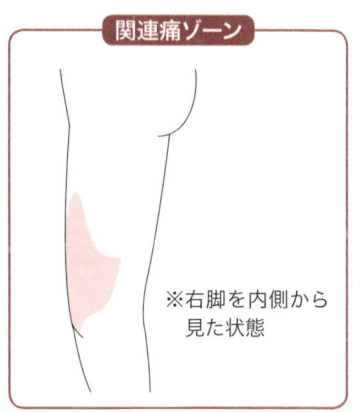

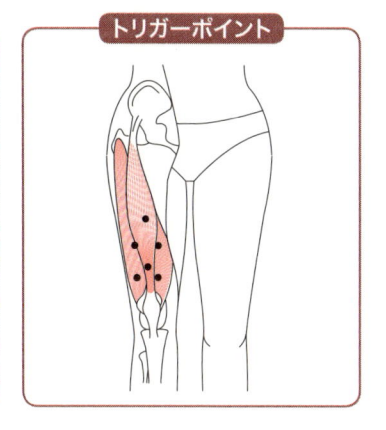

実践編　膝痛に関係する筋肉

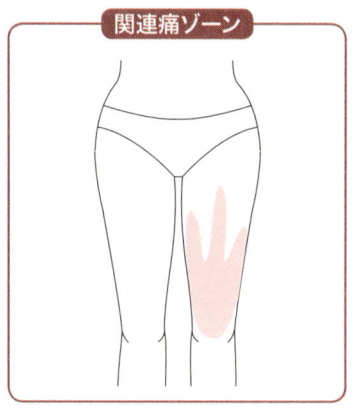

実技（仰向け）

　あらかじめ、ニーディングなどで、大腿部を充分ほぐし温めていきます。

　まず、膝上部分の大腿直筋と内側広筋、外側広筋の境目付近のライン（下写真参照）を念入りにニーディング、ストリッピングしていきます。その2つのライン上に形成されるトリガーポイントをフリクションしながら触診していきます。索状硬結や硬結のポイントを感じたら、そこに対し段階的静止圧迫を行っていきます。

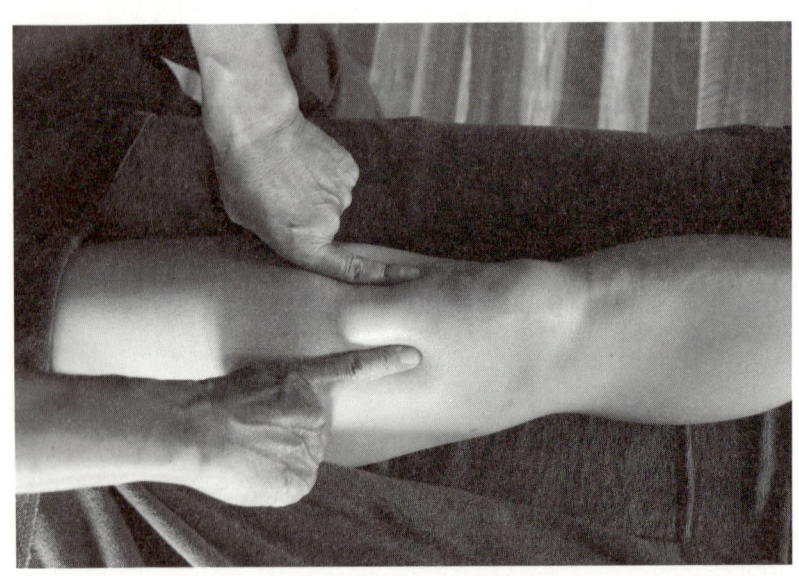

1 膝上部分の大腿直筋と内側広筋、外側広筋の境目付近のライン。

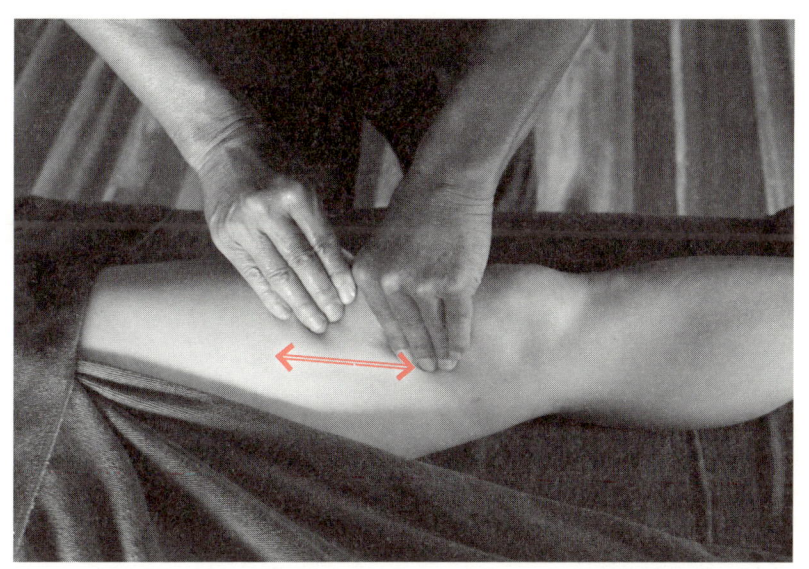

2 前頁写真の両ラインを念入りにニーディング、そしてストリッピングする。

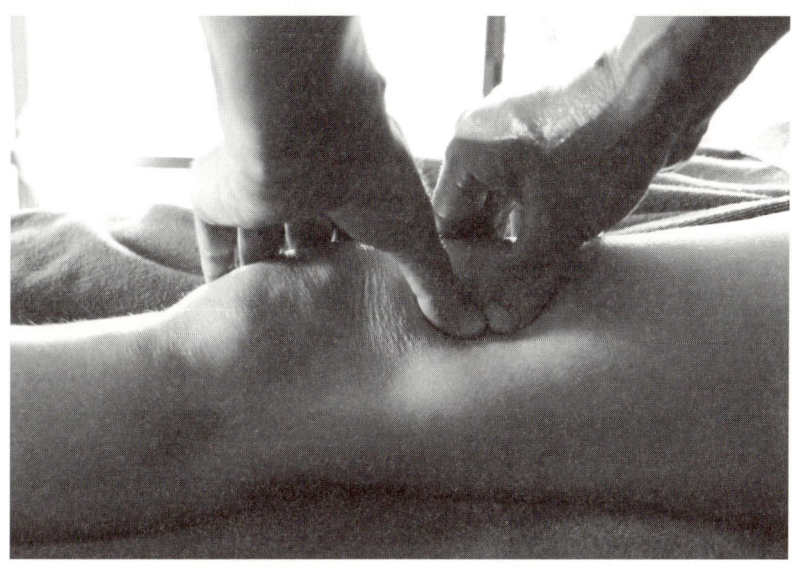

3 大腿直筋と外側広筋の境目付近のポイントを両母指によって静止圧迫。

実践編 膝痛に関係する筋肉

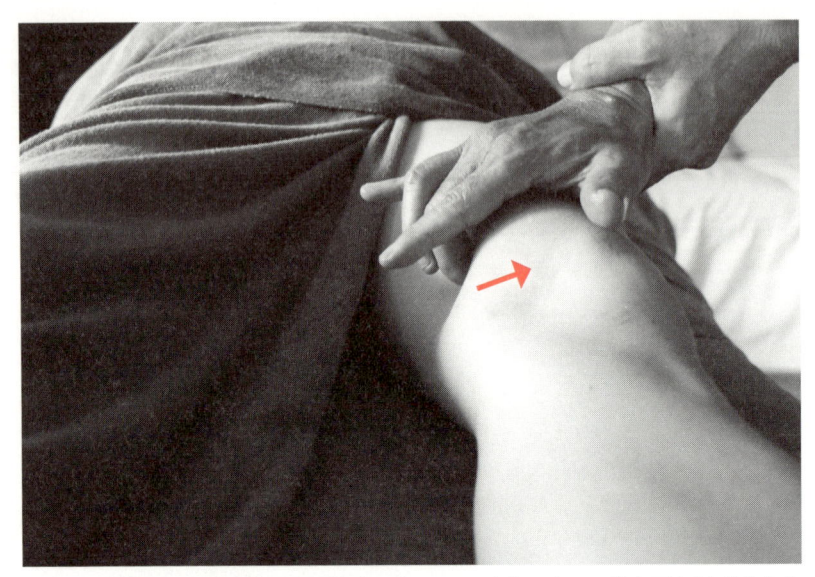

4 大腿直筋と内側広筋の境目付近のポイントを中指によって静止圧迫(中指を自分の方向に引く感じで)。

大腿直筋へのアプローチ（仰向け）

　チャート図「大腿四頭筋（全体）」の真ん中の２点付近をフリクションしながら探っていきます。しこりおよび索状硬結を見つけたら静止圧迫していきます。エルボーを使用する場合は、前腕の面の部分を使用して押圧していきます。

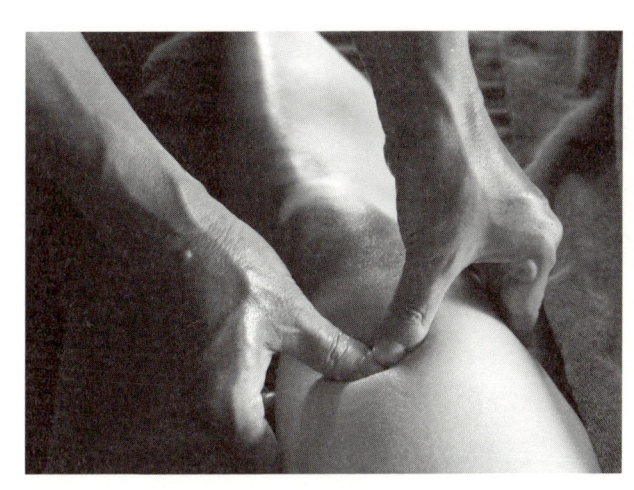

1
両母指による大腿直筋の静止圧迫。

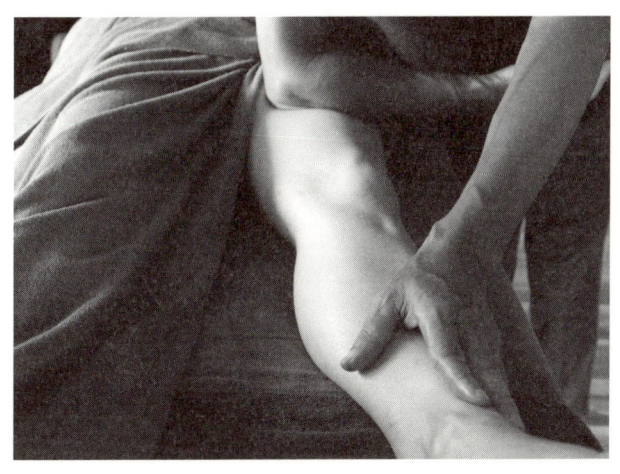

2
エルボーの前腕の面による大腿直筋上部のポイントの静止圧迫。

実践編　膝痛に関係する筋肉

外側広筋へのアプローチ（仰向け）

　チャート図を参考にしながら、外側広筋の膝に近い部分の２点（下写真参照）を目印にフリクションしながら探っていきます。筋肉が特に張っている部分を確認したら、静止圧迫していきます。

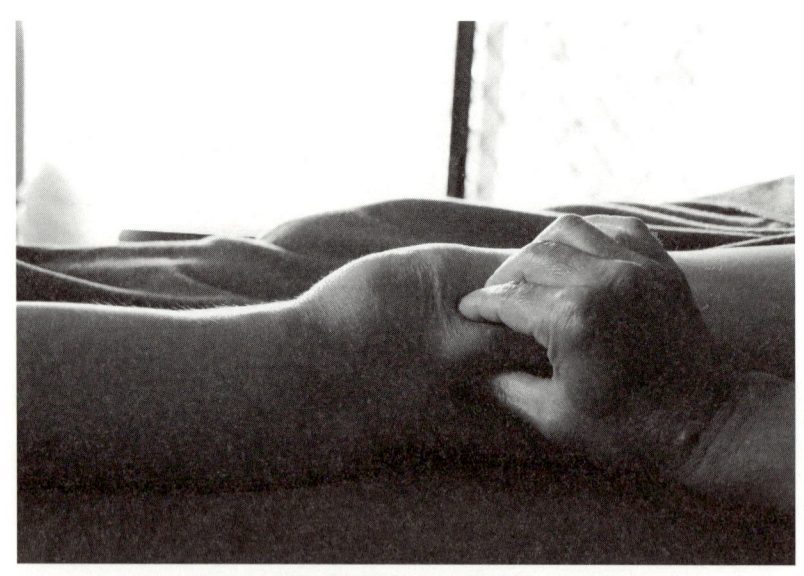

1 外側広筋の膝蓋骨への付着付近のトリガーポイントが形成されやすい２点。

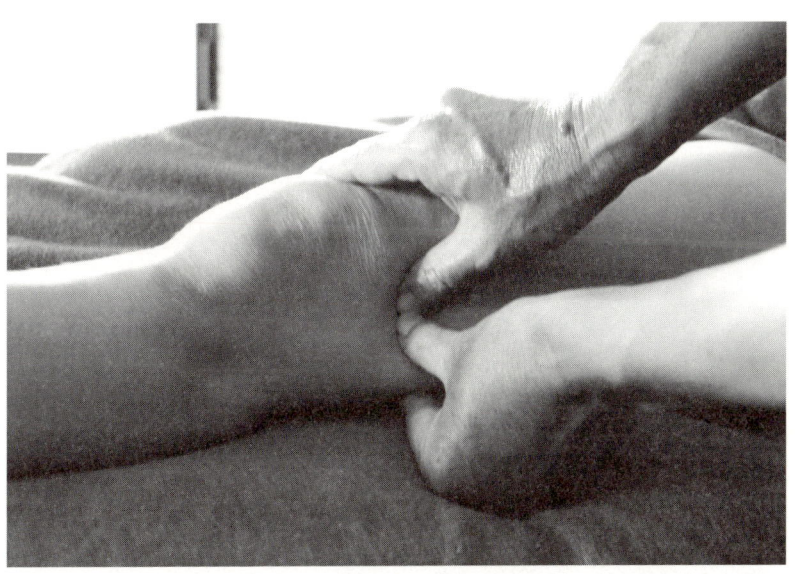

2 両母指による前頁写真の上部のポイントへの静止圧迫。

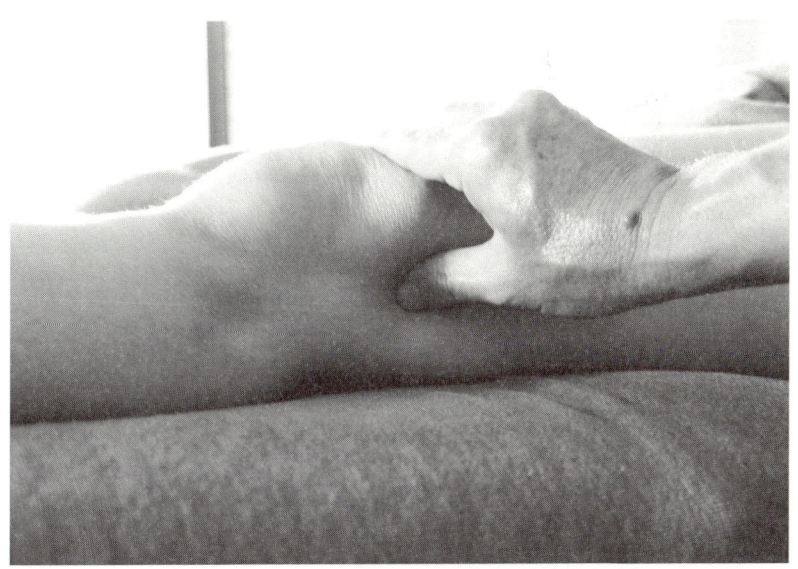

3 母指による前頁写真の下部のポイントへの静止圧迫（両母指を使用しても良い）。

実践編　膝痛に関係する筋肉

内側広筋へのアプローチ（仰向け）

チャート図のポイントを参考にフリクションしながら探っていき、筋肉が特に張っている部分を確認したら、静止圧迫していきます。

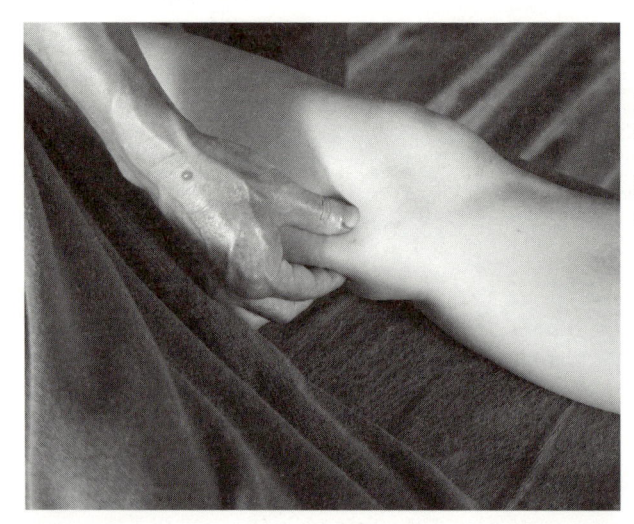

1

内側広筋の膝蓋骨への付着付近のトリガーポイントが形成されやすい2点。

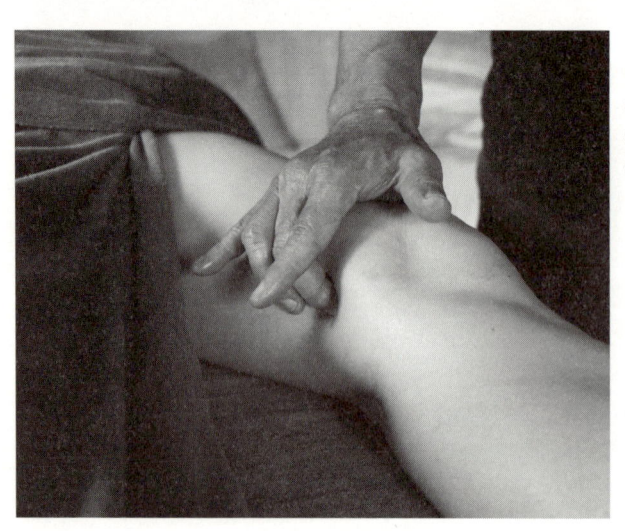

2

中指による上写真の上部ポイントへの静止圧迫。

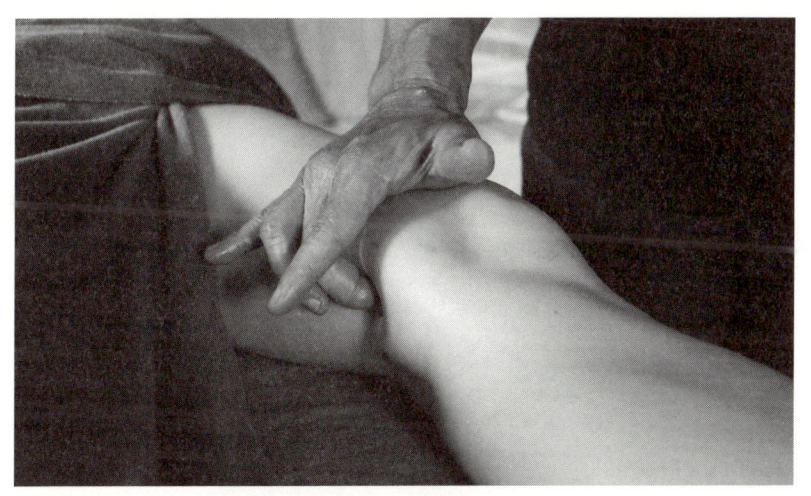

3 中指による前頁写真の下部ポイントへの静止圧迫。

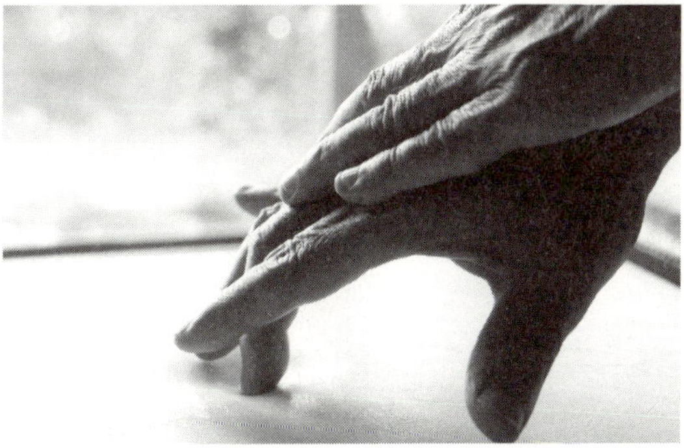

中指を使用して内側に引くことにより静止圧迫する場合の手指の形(もう一方の手も上から軽く添えている)。

　次に、膝窩筋や足底筋にも膝痛(特に膝後面の痛み)に関連したトリガーポイントが存在することがあるので、触診し、硬いポイントがあれば静止圧迫していきます。

膝窩筋
しつ か きん

　膝窩筋は膝の屈曲に関係した筋肉で、膝を伸ばした時に膝の後面に痛みを起こします。
　ランニングやサッカー、野球、テニス、バレーボール、スキー、陸上競技などさまざまなスポーツや、坂道を下る、階段を下りる、登山(特に下山)などで過負荷がかかり、トリガーポイントを形成します。

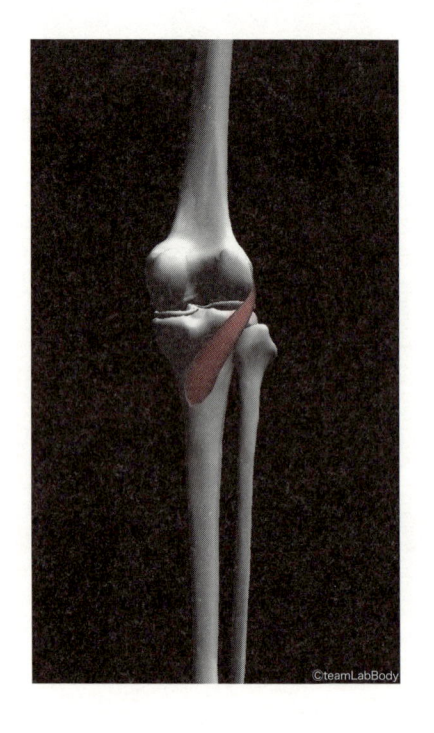

起始:大腿骨の外側上顆
停止:脛骨の後面上部
作用:膝関節の屈曲、下腿の内旋(膝から足首を内方向に回す)。

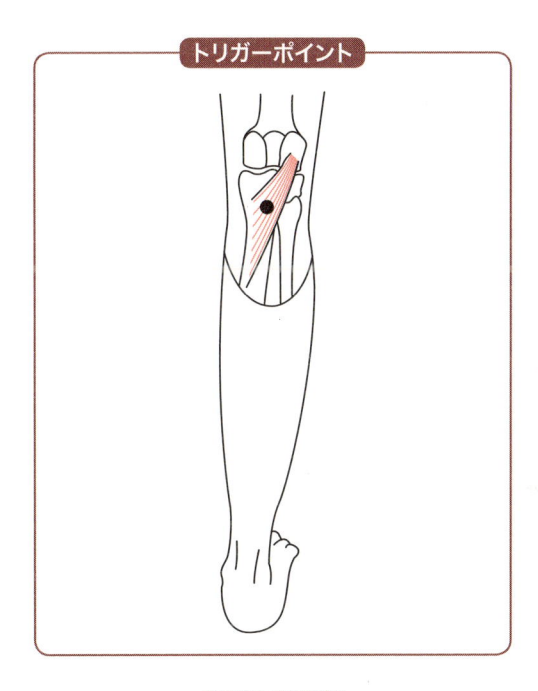

| トリガーポイント |

| 関連痛ゾーン |

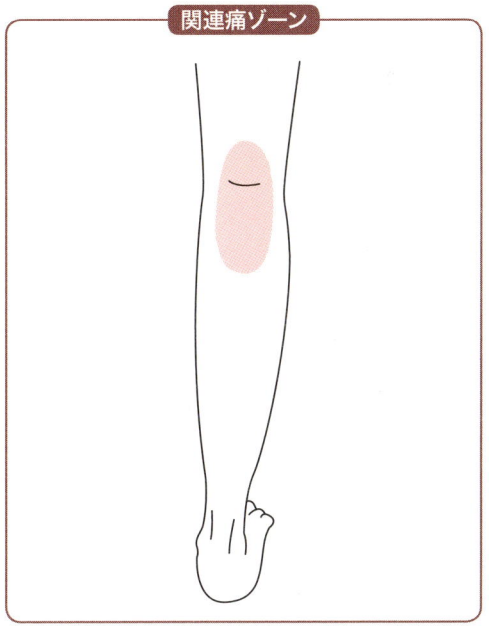

実践編 膝痛に関係する筋肉

実技（うつ伏せ）

　膝裏の脛骨の後面上部を目安として膝窩筋を探し（膝関節を少し屈曲させるとわかりやすい）、ストリッピングした後、硬結部を触診し、静止圧迫を施します。

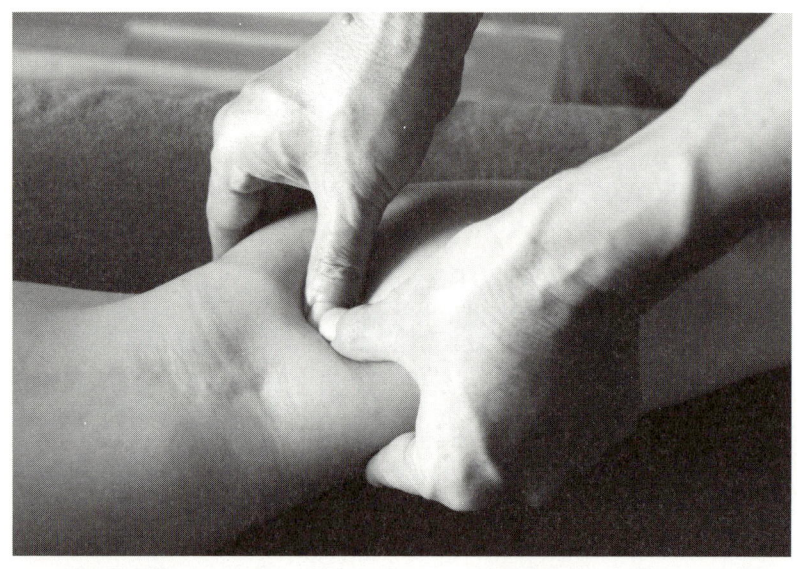

1 膝窩筋の筋線維に沿ってストリッピングし、硬結を見つけたら両母指で静止圧迫をする。

足底筋
そくていきん

　足底筋は、膝の後部にある小さな筋肉で、非常に長い腱が踵骨まで伸びています。足底筋にトリガーポイントが形成されると、膝裏からふくらはぎの上部に痛みを起こします。

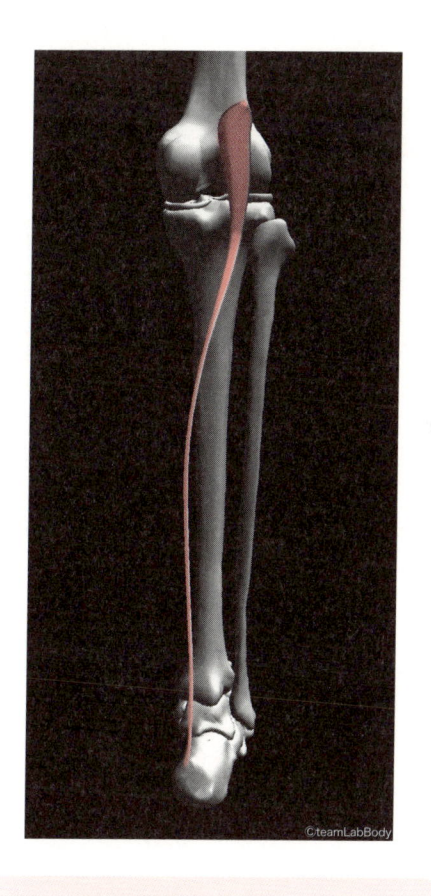

実践編　膝痛に関係する筋肉

起始：大腿骨の外側上顆
停止：踵骨の内側、アキレス腱
作用：膝関節の屈曲を補助、足部を下に向ける。

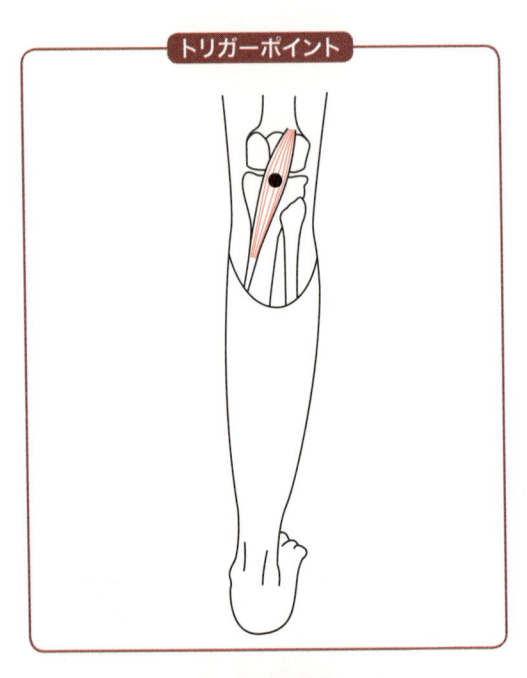

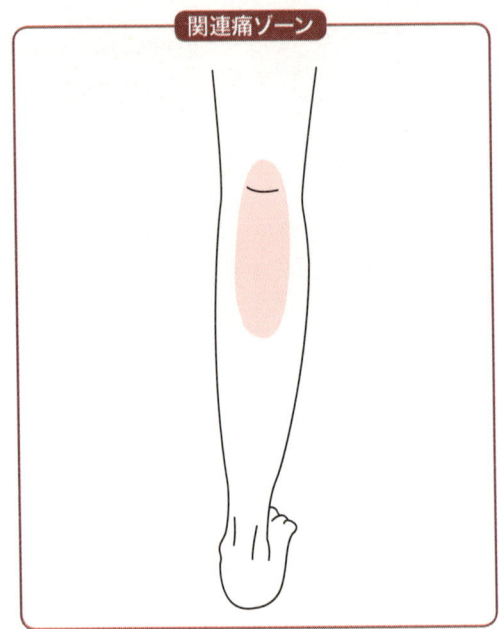

| トリガーポイント |

| 関連痛ゾーン |

実技（うつ伏せ）

大腿骨の外側上顆に付着する足底筋を捉え、膝の真裏あたりのポイントをフリクションしながら触診し、硬結があれば静止圧迫していきます。

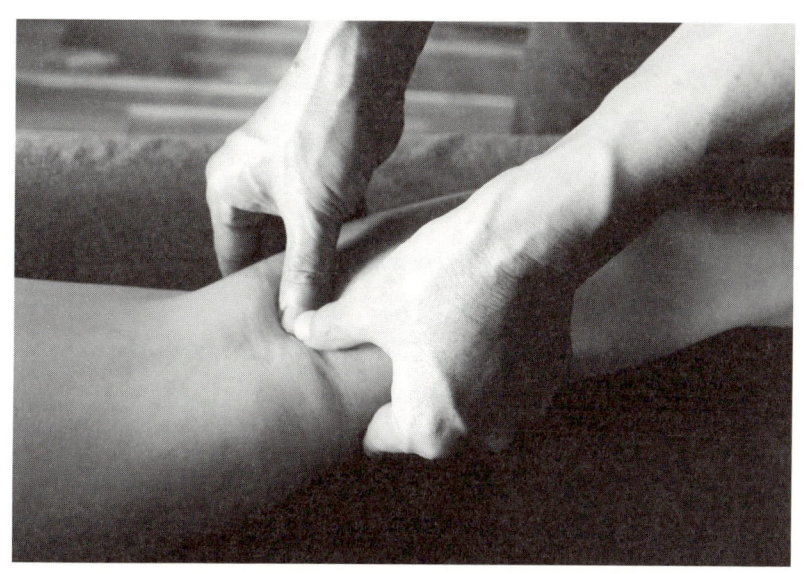

1 フリクションをしながら触診していき、硬結を見つけたら、両母指で静止圧迫する（敏感な部分でもあるので、圧は慎重に行い、必要以上の圧はかけない）。

筋肉痛、こむらがえり
に関係する筋肉

腓腹筋（ひふくきん）

　腓腹筋はふくらはぎの筋肉であり、ジャンプする、坂を上る、自転車を漕ぐ、ランニング、などの動作で働きます。

　また、坂や階段を下りる時に足首や膝の関節を安定させ、バランスをとってコントロールするなどの役割をしています。スポーツやランニングをした時などに、筋肉痛になりやすい筋肉です。

　また、夜寝ている間に筋肉が痙攣（けいれん）する「こむらがえり」などの症状は、腓腹筋の疲れ、緊張やトリガーポイントが原因のこともあります。ふくらはぎは「第２の心臓」と呼ばれ、ふくらはぎの筋肉を揉みほぐすと、血液の流れがスムーズになり、組織が活性化すると言われています。

　腓腹筋のトリガーポイントは、足底の縦アーチ部に痛みを起こすことがあります。

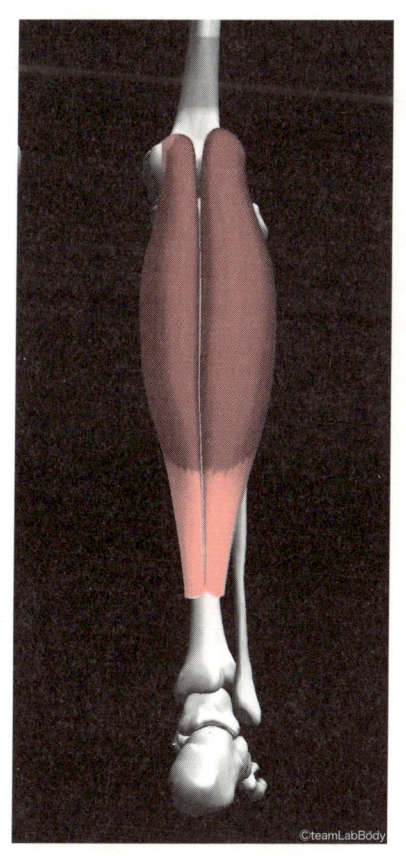

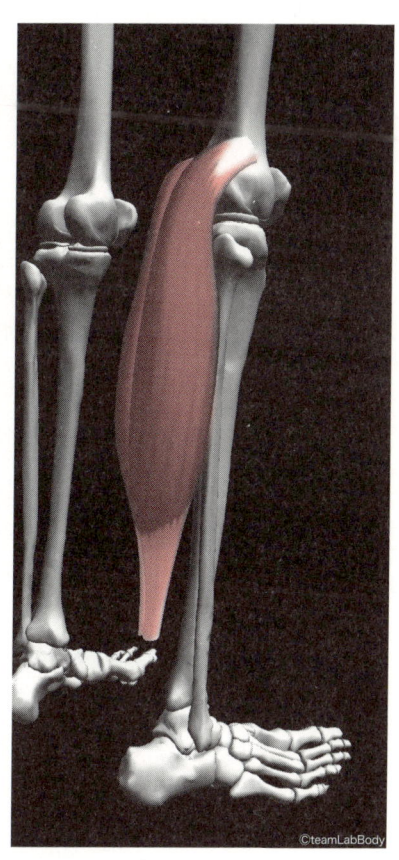

起始：大腿骨の内・外側上顆の後面
停止：ヒラメ筋腱と一緒にアキレス腱となり、踵骨隆起
作用：足の底屈（下へ向ける）、踵の挙上、膝関節の屈曲、例えばランニングや跳躍
　　　動作で働く。

実践編　筋肉痛、こむらがえりに関係する筋肉

149

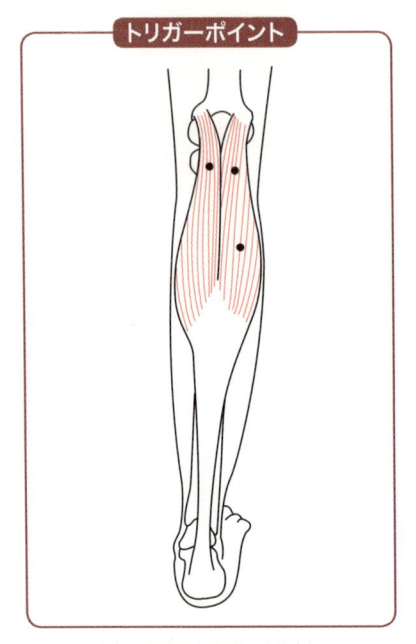

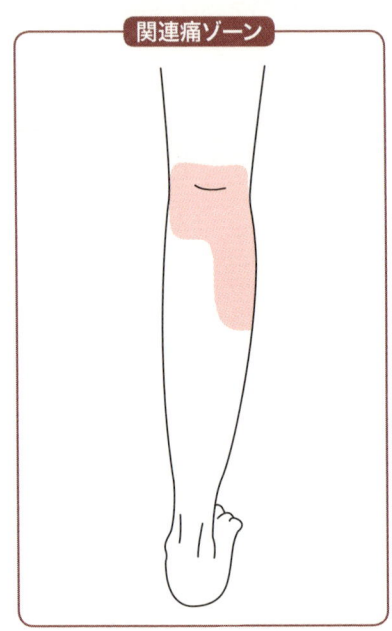

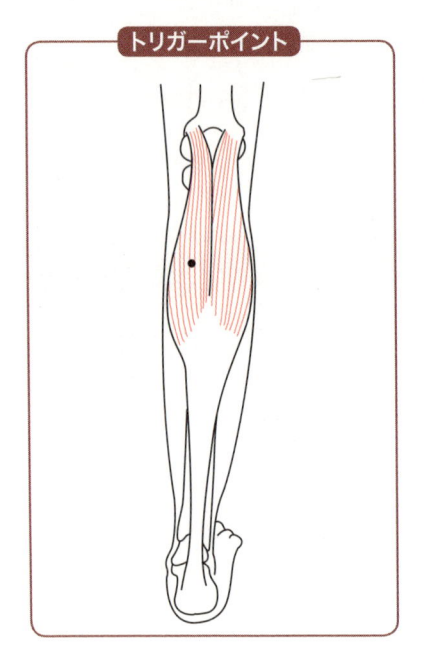

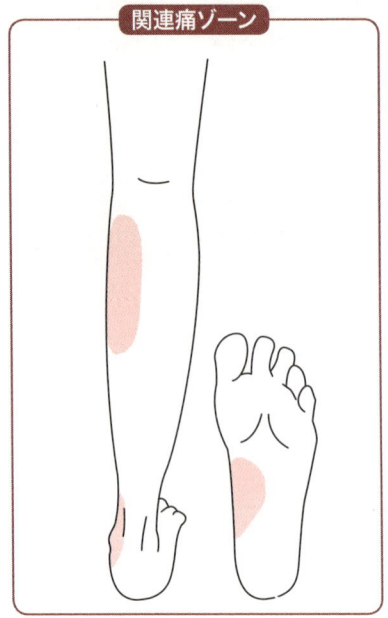

トリガーポイント	関連痛ゾーン
トリガーポイント	関連痛ゾーン

実技（うつ伏せ）

　まず、充分にニーディングで腓腹筋全体をほぐしていきます。筋肉が温まり緩んできたら、ナックルを使用して、腓腹筋の筋線維に沿って一定以上の圧でストリッピングを行います。

　次に、両ナックルを使用して、今度は筋線維を横断するようにクロスファイバーストロークを行っていきます。

　必要に応じて上記を繰り返した後、触診しながら、索状硬結および硬結を母指で静止圧迫していきます。腓腹筋を酷使するランナーや、筋肉痛やこむらがえりを訴えるクライアントは、索状硬結が存在するはずですので、静止圧迫を繰り返してください。ただし、患部にシャープな痛みを訴える場合は、炎症が起こっている可能性がありますので、その部分は触らないようにしてください。

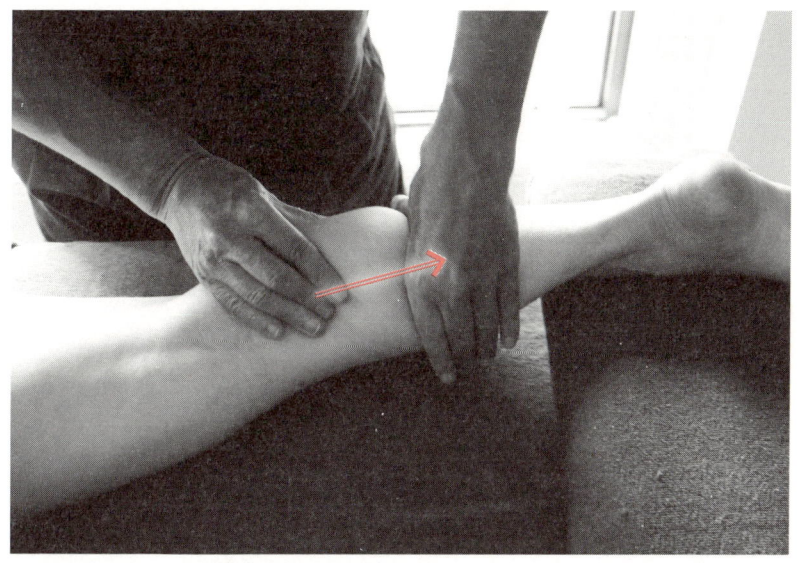

1 ニーディングで腓腹筋全体を充分にほぐしていく。

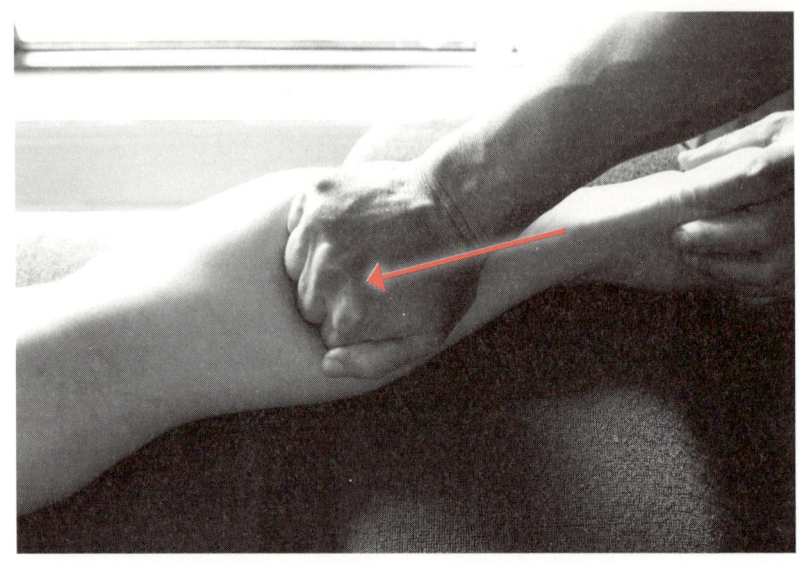

2 ナックルによるストリッピング。

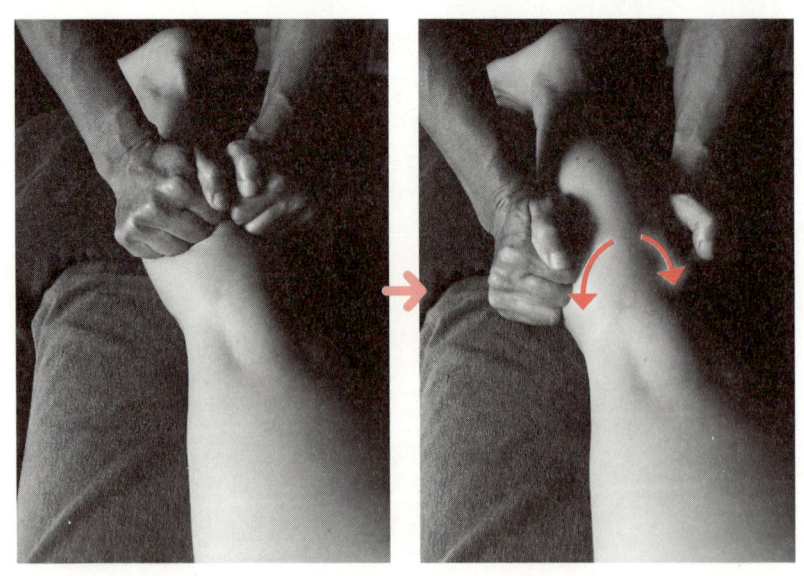

3 真ん中で突き合わせたナックルを両側に開くようにして、腓腹筋の筋線維のラインをクロスして横断するようにクロスファイバーストロークしていく。

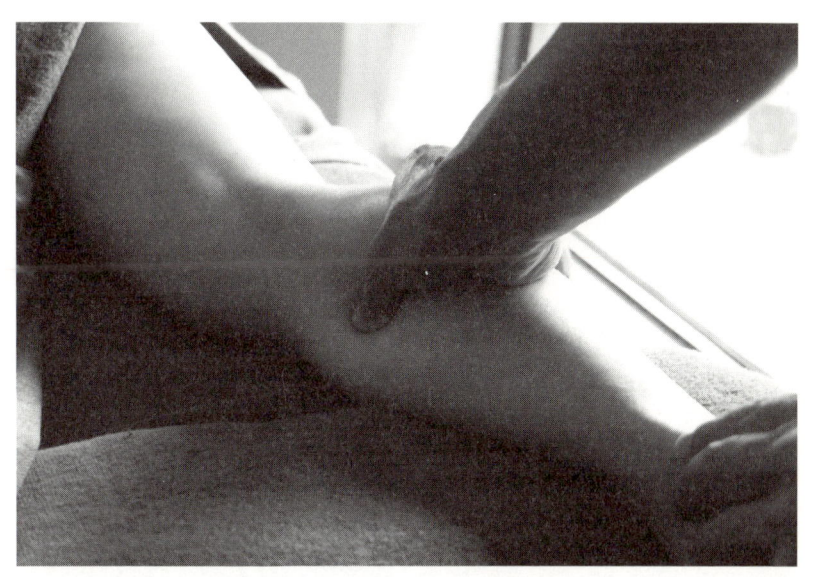

4 両母指による内側頭部のトリガーポイントへの静止圧迫。

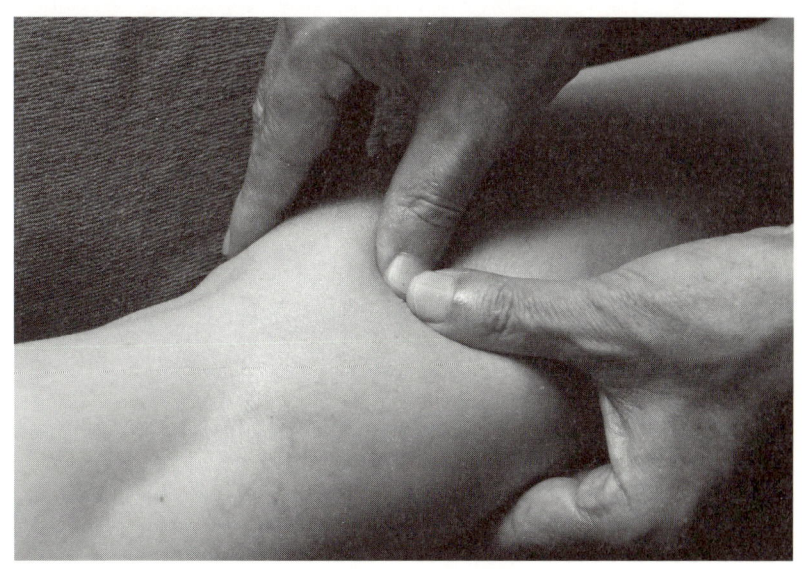

5 両母指による外側頭部のトリガーポイントへの静止圧迫。

実践編　筋肉痛、こむらがえりに関係する筋肉

ヒラメ筋

　ヒラメ筋は腓腹筋の2層目を形成し、腓腹筋の作用を補助しています。
　ランナーは、しばしば踵の痛みを訴えることがありますが、踵の痛みの原因は、ヒラメ筋の第3トリガーポイントが原因であることがあります。
　また、腰部の仙腸関節付近の痛みが第2トリガーポイントに起因していることもあります。

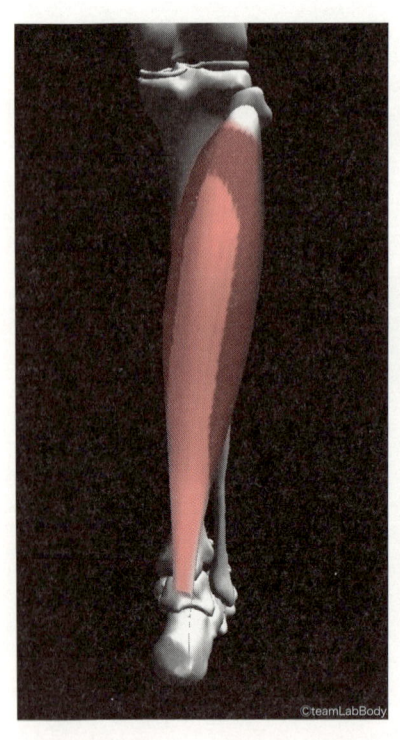

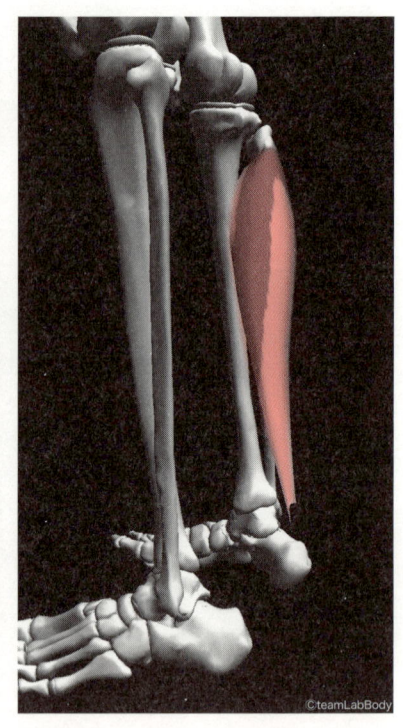

起始：腓骨頭、脛骨後面のヒラメ筋線、脛骨内側縁
停止：腓腹筋の腱とともにアキレス腱となり、踵骨隆起
作用：足の底屈、踵の挙上。

第1トリガーポイント	関連痛ゾーン
第2トリガーポイント	関連痛ゾーン
第3トリガーポイント	関連痛ゾーン

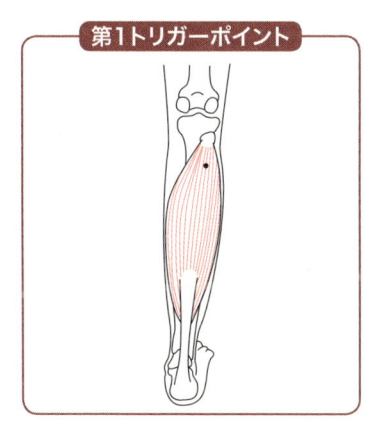

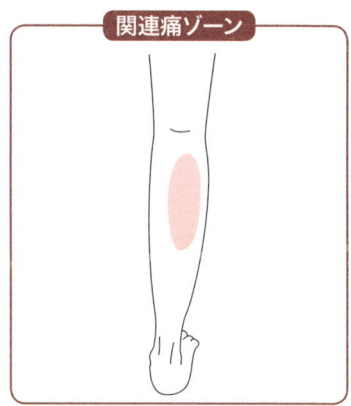

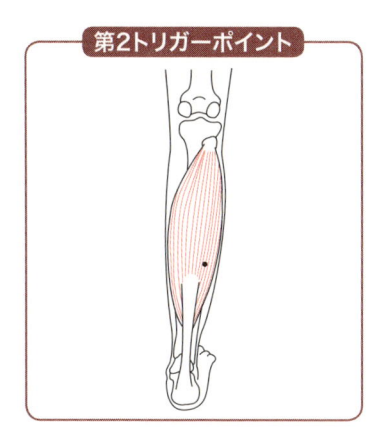

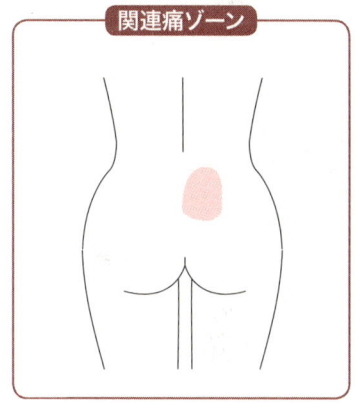

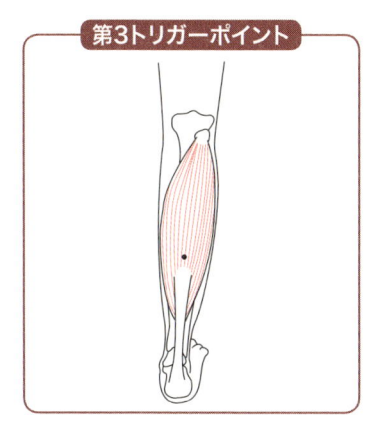

実践編 筋肉痛、こむらがえりに関係する筋肉

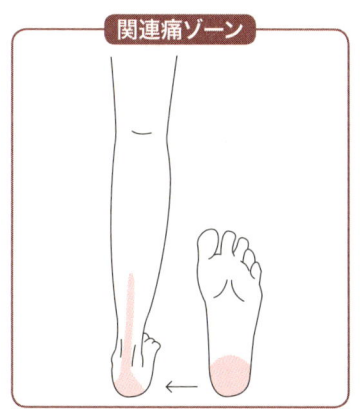

実技（うつ伏せ）

　腓腹筋と同じ要領です。腓腹筋とヒラメ筋を同じ筋肉群と捉えて施術を行っていただいても構いません。

　まず、充分にニーディングでヒラメ筋全体をほぐしていきます。筋肉が温まり緩んできたら、ナックルを使用して、ヒラメ筋の筋線維に沿って一定以上の圧でストリッピングを行います。

　次に、両ナックルを使用して、今度は筋線維を横断するようにクロスファイバーストロークを行っていきます。

　必要に応じて上記を繰り返した後、触診しながら、索状硬結および硬結を母指で静止圧迫していきます。ヒラメ筋を酷使するランナーや、筋肉痛やこむらがえりを訴えるクライアントは、索状硬結が存在する可能性が高いですので、静止圧迫を繰り返してください。ただし、患部にシャープな痛みを訴える場合は、炎症が起こっている可能性がありますので、その部分は触らないようにしてください。

　ヒラメ筋の第3トリガーポイントは、こむらがえりに効くポイントでもあります。こむらがえりの症状を持つクライアントには、このポイントをしっかり押さえてあげてください。

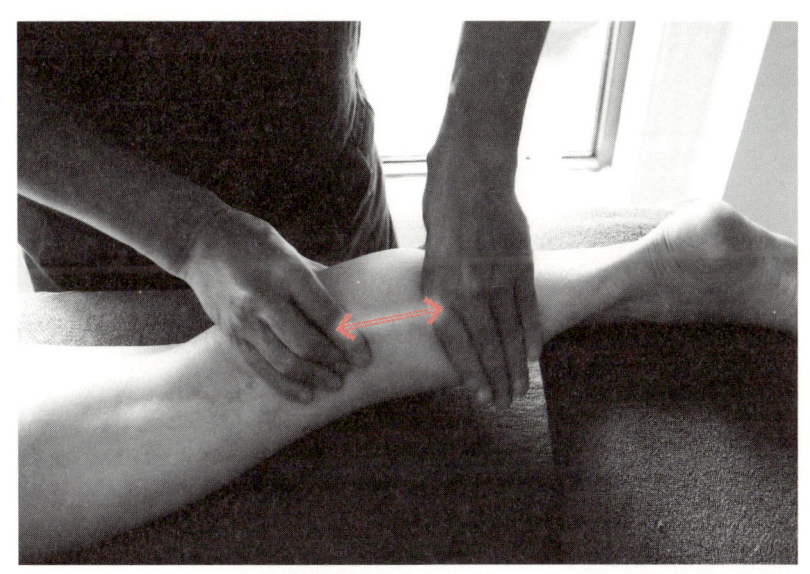

1 ニーディングで充分にほぐしていく。

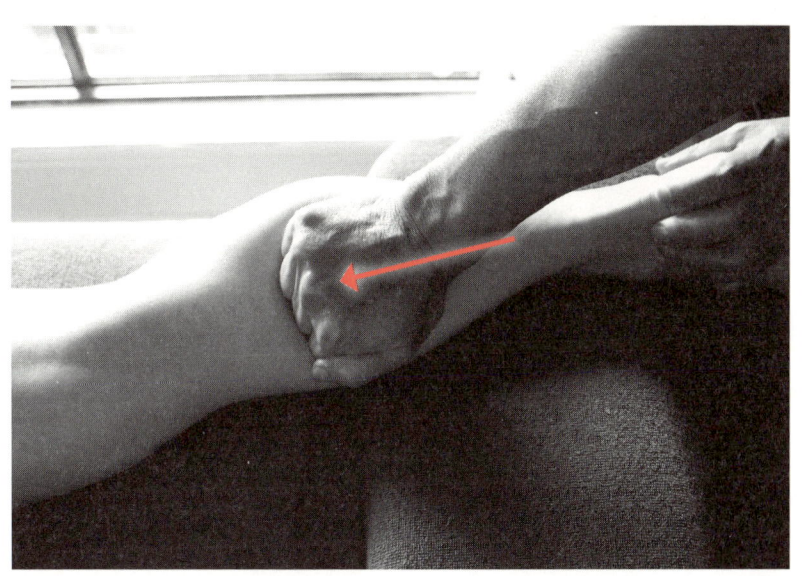

2 ナックルによるストリッピング。

実践編 筋肉痛、こむらがえりに関係する筋肉

3

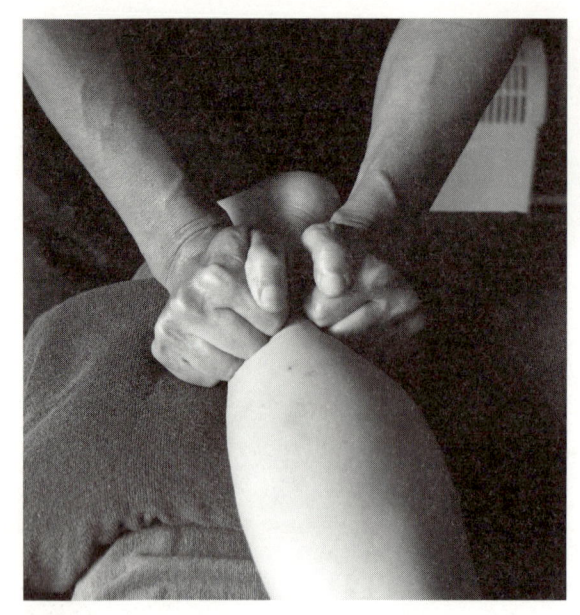

両ナックルを使用したクロスファイバーストローク。ヒラメ筋の筋線維の流れにクロスするように圧を加えながら横断していく。

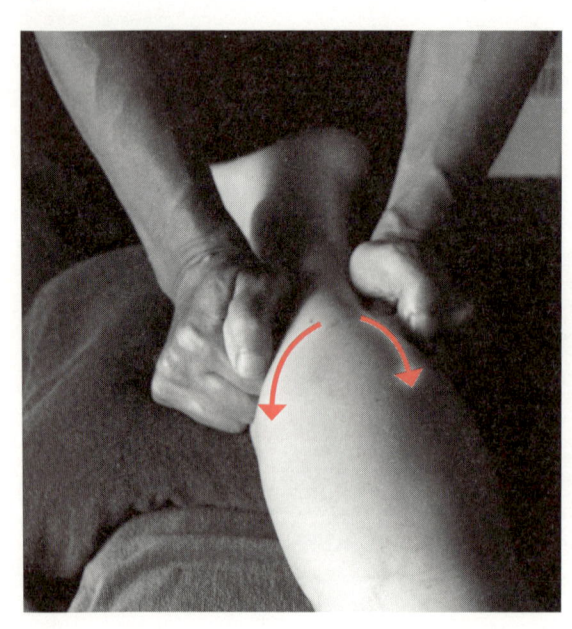

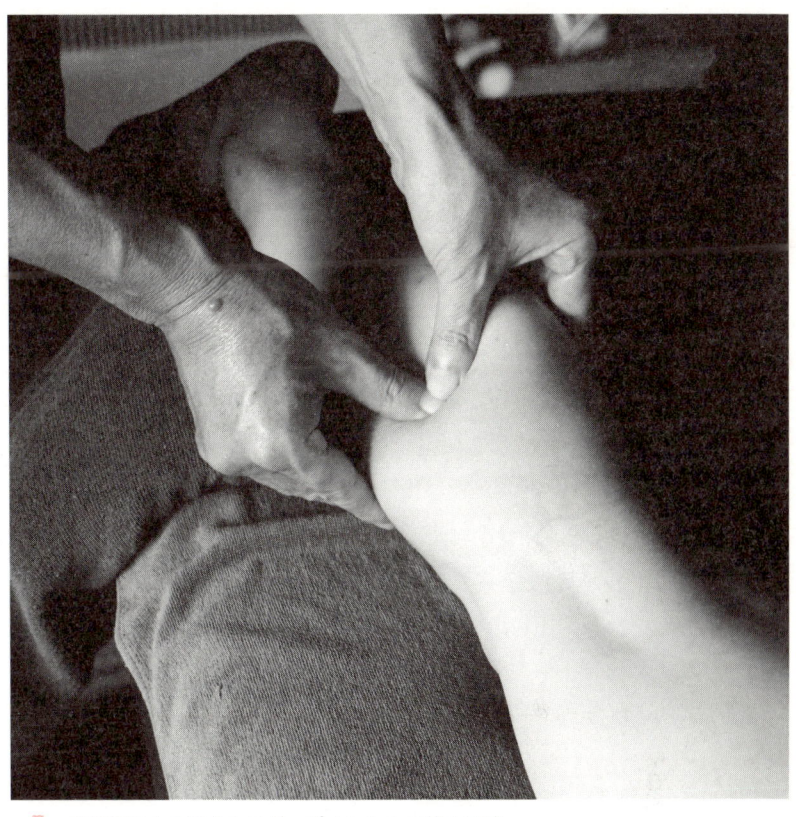

4 両母指による第1トリガーポイントへの静止圧迫。

実践編 筋肉痛、こむらがえりに関係する筋肉

大腿部後部の痛みに関係する筋肉

ハムストリング筋（大腿二頭筋、半腱様筋、半膜様筋）

　大腿の後部を覆う、大腿二頭筋、半腱様筋、半膜様筋、の3つの筋を総称してハムストリング筋と呼びます。

　ハムストリング筋は、椅子に長時間座る生活習慣、いわゆる股関節と膝関節の長時間の屈曲で、筋が短縮、硬直します。大腿前部の大腿四頭筋との筋力のアンバランスで、トリガーポイントが活性化することもあります。

　スポーツでは、野球、サッカー、水泳、サイクリングなどで負担がかかります。この部位にトリガーポイントが形成されると、椅子から立ち上がる際に痛みを感じることがあります。

大腿二頭筋

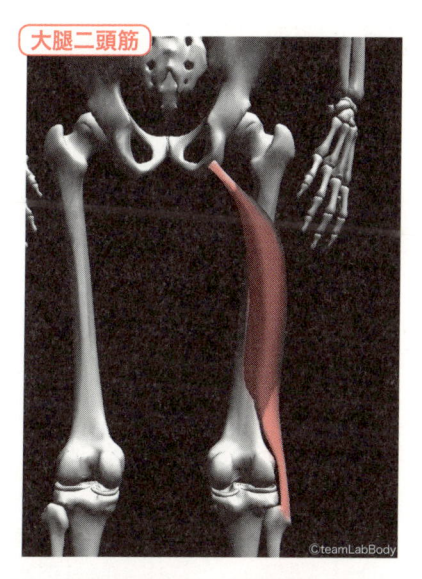

半腱様筋

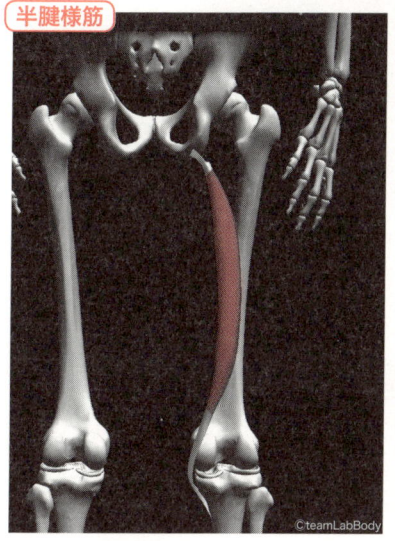

半膜様筋

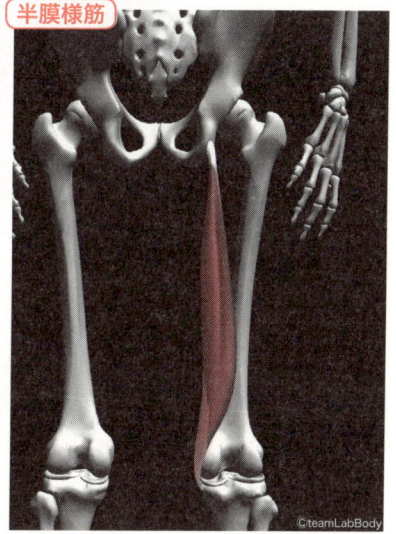

起始：坐骨結節
停止：脛骨
作用：膝関節を屈曲、例えば膝を曲げて脚を後方に上げる。股関節の伸展、例えば脚を後ろに引く。

実践編　大腿部後部の痛みに関係する筋肉

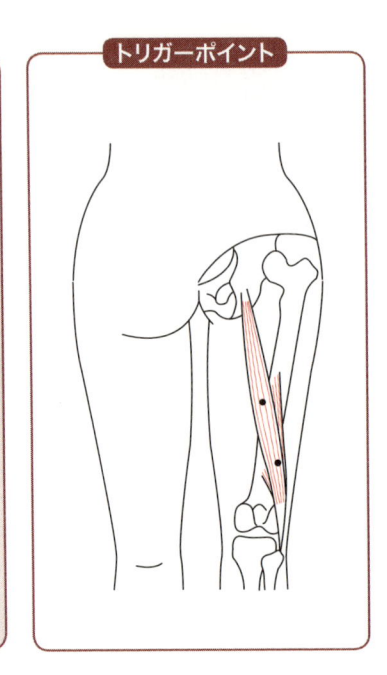

	トリガーポイント	関連痛ゾーン
大腿二頭筋		
半腱様筋、半膜様筋	半腱様筋 / 半膜様筋	

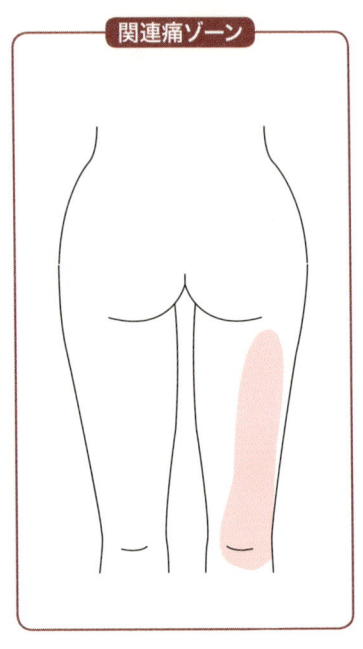

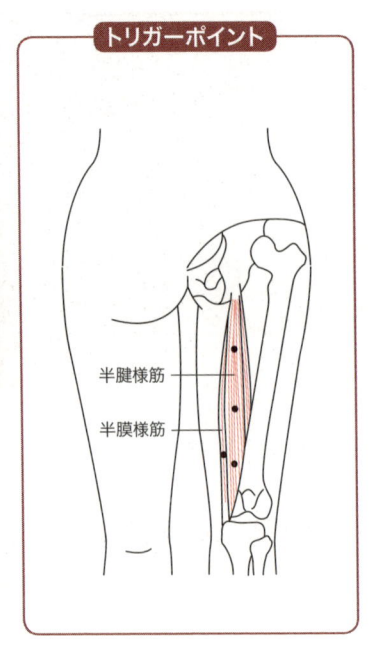

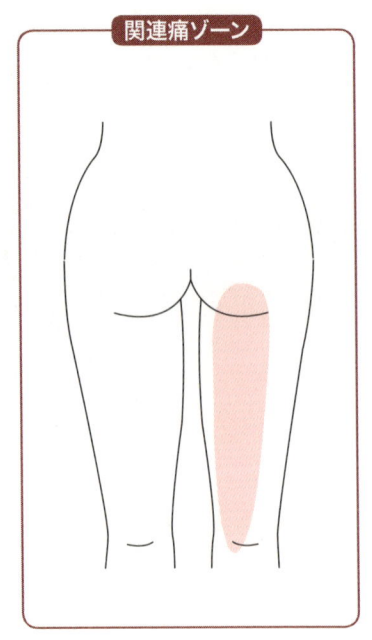

実技（うつ伏せ）

　ハムストリング筋全体をニーディングで充分ほぐしてから、ナックルで念入りにストリッピングを行います。筋線維束がロープ状に硬直した索状硬結を感じたら、両ナックルで、クロスファイバーテクニックを使用し、筋線維の流れにクロスするように横断していきます。

　ある程度、全体の筋肉が緩んだところで、チャート図のポイントを参考にしながら、両母指でストリッピング、フリクションし、索状硬結および硬結を触診していきます。そして張っているラインやポイントを静止圧迫していきます。

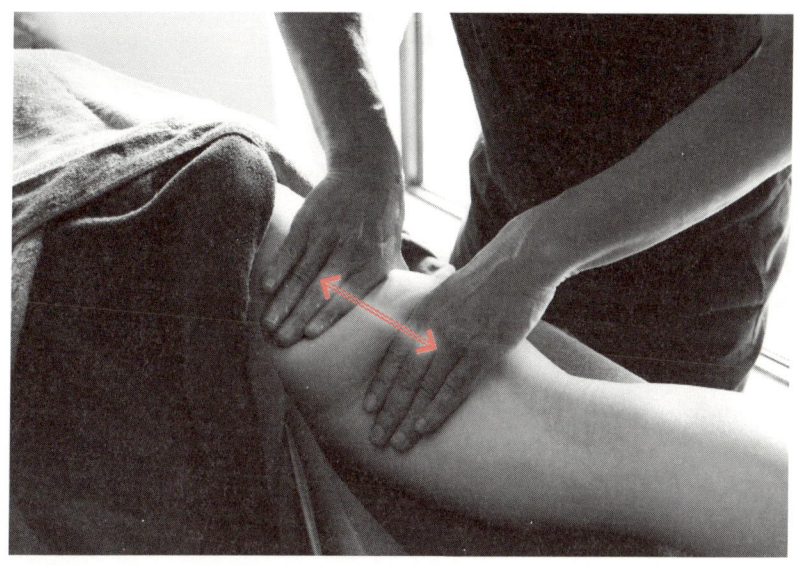

1 ハムストリング筋をニーディングでほぐしていく。

実践編　大腿部後部の痛みに関係する筋肉

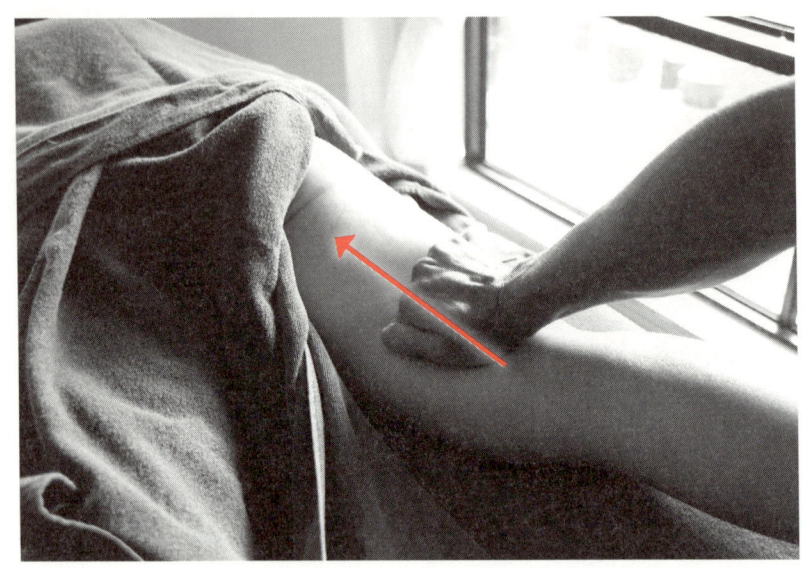

2 ナックルによるストリッピング。

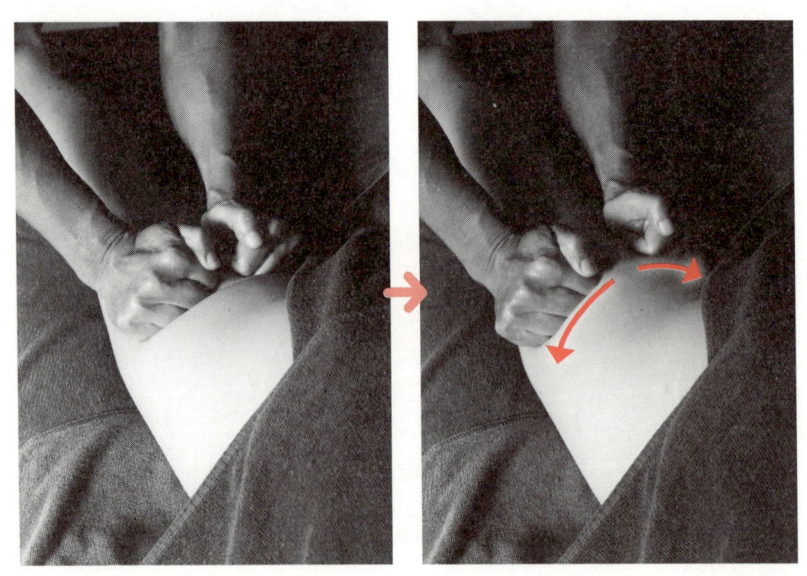

3 両ナックルを使用したクロスファイバーストローク。ハムストリング筋の筋線維の流れにクロスするように圧を加えながら横断していく。

4 両母指によりストリッピングしながら、索状硬結および硬結を触診していく。

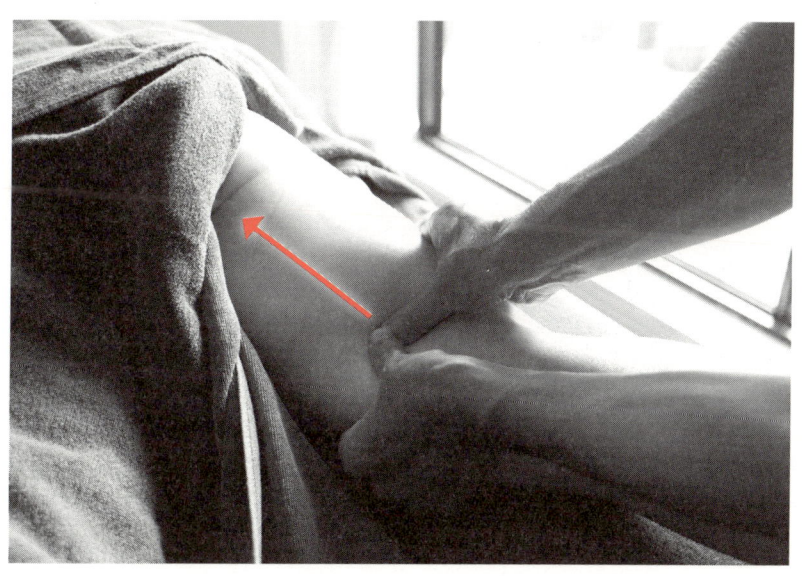

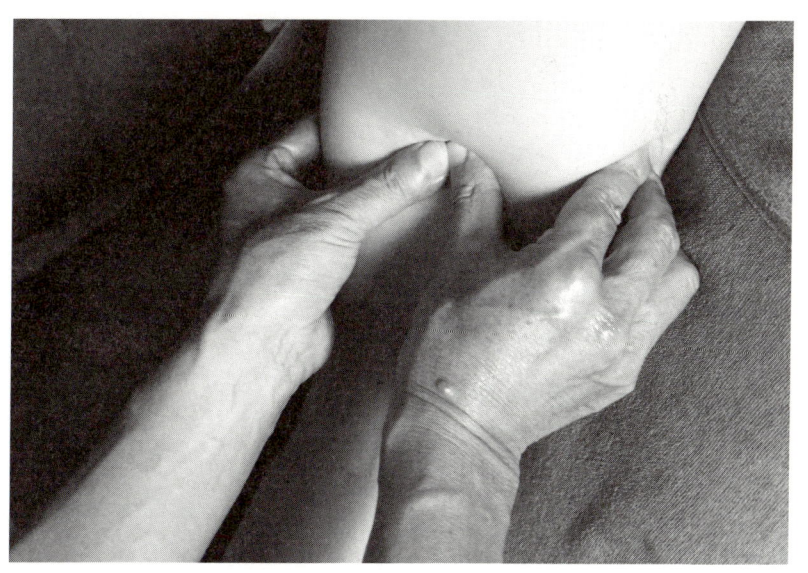

5 両母指による大腿二頭筋のトリガーポイントへの静止圧迫。

実践編　大腿部後部の痛みに関係する筋肉

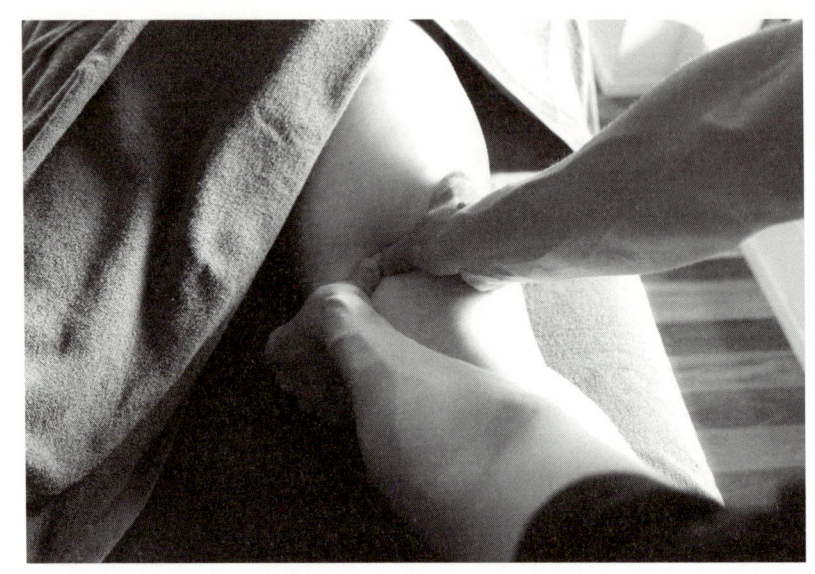

6 硬結を見つけたら、両母指で静止圧迫していく（半腱様筋のトリガーポイントへの静止圧迫）。

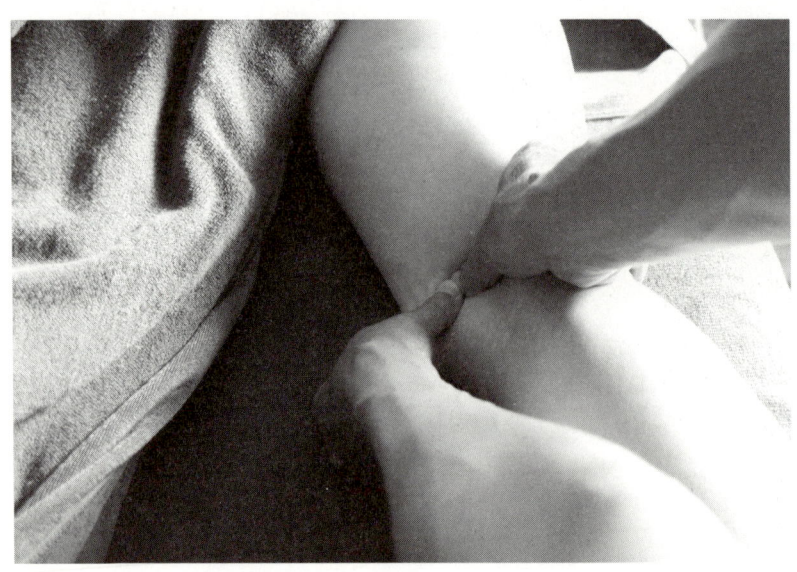

7 両母指による半膜様筋のトリガーポイントへの静止圧迫。

以上、各筋肉とトリガーポイントの施術例をご紹介しました。
　トリガーポイントは、痛みや不快感を起こしている犯人ですから、犯人探しをして、そこにピンポイントでアプローチすることは、非常に効率的な方法といえます。

　全国には多数のボディートリートメントのサロンが存在します。これからサロンが生き残っていくには、個々のサロンがもっと特徴を出し、他のサロンとは"ここが違う"という差別化をしっかりさせていくことが大事です。そしてクライアントに"喜び"と"感動"を与えられるような、個々の症状や希望に応じた「オーダーメイド」の施術をしていく必要性があると強く思います。トリガーポイント療法は、そうした差別化を実現してくれる、これからの可能性を秘めたセラピーです。

　最後に、トリガーポイント療法はとても奥の深い高度な技術です。正確な触診をするだけでも、練習と実践の積み重ねが必要とされます。
　とにかく、どんどん練習をしてできるだけ多くの方の筋肉を触ってください。そうするなかで、指のセンサーの感覚が養われ、症状を起こしている原因となるトリガーポイントを見つけられるようになるでしょう。

おわりに

　トリガーポイントセラピーは、料理でいうスパイスです。あなたのボディートリートメントにこのスパイスを織り交ぜるだけで、今までとは、ひと味もふた味も違ったトリートメントを実現でき、クライアントの満足度は格段に上がります。
　「あー、そこそこ、そこをやって欲しかったんだ」という的を射たセラピーができれば、お客様は必ず戻ってきます。なぜならば筋肉がその感触を覚えていて、またあの感触を味わいたいという欲求にかられるからです。
　トリガーポイント療法はとても奥が深く、かつ確実に効果の高いテクニックです。これをモノにするには、1にも2にも練習です。筋肉の付き方、状態、症状などは、個人個人によって違います。皆さんも、このトリガーポイントセラピーの練習をたくさん積んで、少しでも多くの人に喜んでいただけるセラピストになってください。

　普通のサラリーマンからリメディアルセラピストに転身して約17年。58歳である私は今も現役セラピストとして、現場でさまざまな事を学ばせていただいています。このセラピストとしての探求に終わりはありません。
　世界には、いろいろな病気で苦しんでいる人たちが大勢います。でも、病気にかかって幸せな人は1人もいません。皆、苦しみと戦っています。
　私は、これからの時代はいかに病気にならないか、という予防医療が大変重要だと思います。その予防医療を底辺でサポートしていく役割を担っているのが皆さんのようなセラピストなのだと思っています。
　高い技術力と愛情のこもった施術ができる素敵なセラピストを育てようと、ゴールドコーストで、Future Therapy Academy Australia (www.futuretherapy.com.au) を設立しました。

またWATEC（世界アドバンスセラピー認定試験機構　www.watec-therapist.com）も設立し、オイルボディトリートメントの認定基準を定め、優れたセラピストには認定をしています。WATEC認定校は、オーストリアに直営校が1校、日本に13校、アメリカに1校（2014年7月時点）あり、優れたセラピストの輩出に尽力しています。

　最後になりましたが、順風満帆の日本でのサラリーマン生活を捨て、南半球の未知の地であるオーストラリアに移住するという無謀な決断にもかかわらず、一緒に付いてきて温かくサポートしてくれた、元妻で今もビジネスパートナーである淑子、3人の子供達（明奈、麻里、健）に感謝いたします。心をこめてありがとう。

マーティー松本

付録◎ 全身の筋肉と骨格

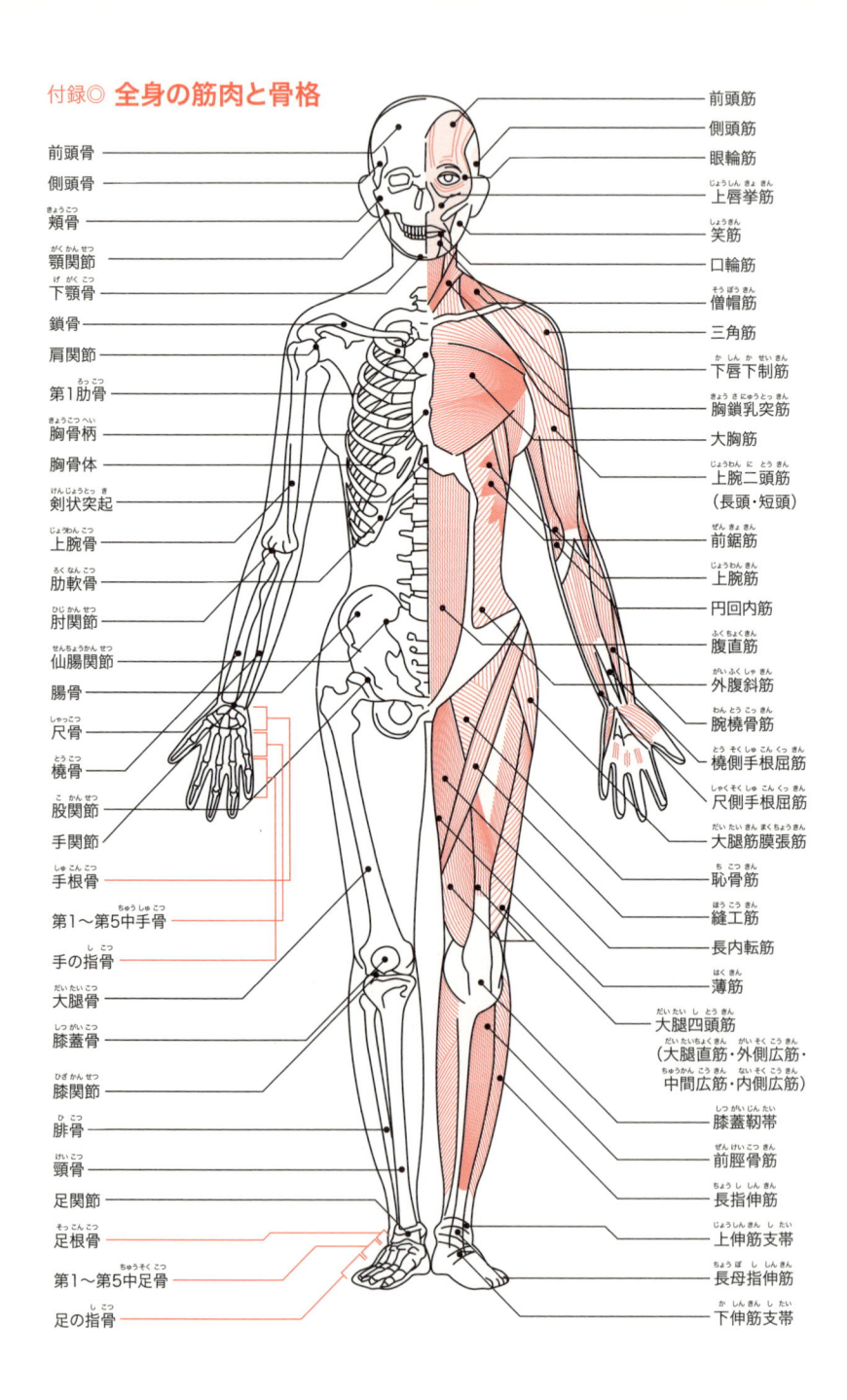

骨格（左側ラベル）
- 前頭骨
- 側頭骨
- 頬骨（きょうこつ）
- 顎関節（がくかんせつ）
- 下顎骨（げがくこつ）
- 鎖骨
- 肩関節
- 第1肋骨（ろっこつ）
- 胸骨柄（きょうこつへい）
- 胸骨体
- 剣状突起（けんじょうとっき）
- 上腕骨（じょうわんこつ）
- 肋軟骨（ろくなんこつ）
- 肘関節（ひじかんせつ）
- 仙腸関節（せんちょうかんせつ）
- 腸骨
- 尺骨（しゃっこつ）
- 橈骨（とうこつ）
- 股関節（こかんせつ）
- 手関節
- 手根骨（しゅこんこつ）
- 第1〜第5中手骨（ちゅうしゅこつ）
- 手の指骨（しこつ）
- 大腿骨（だいたいこつ）
- 膝蓋骨
- 膝関節（ひざかんせつ）
- 腓骨（ひこつ）
- 脛骨（けいこつ）
- 足関節
- 足根骨（そっこんこつ）
- 第1〜第5中足骨（ちゅうそくこつ）
- 足の指骨（しこつ）

筋肉（右側ラベル）
- 前頭筋
- 側頭筋
- 眼輪筋
- 上唇挙筋（じょうしんきょきん）
- 笑筋（しょうきん）
- 口輪筋
- 僧帽筋（そうぼうきん）
- 三角筋
- 下唇下制筋（かしんかせいきん）
- 胸鎖乳突筋（きょうさにゅうとつきん）
- 大胸筋
- 上腕二頭筋（じょうわんにとうきん）（長頭・短頭）
- 前鋸筋（ぜんきょきん）
- 上腕筋（じょうわんきん）
- 円回内筋
- 腹直筋（ふくちょくきん）
- 外腹斜筋（がいふくしゃきん）
- 腕橈骨筋（わんとうこつきん）
- 橈側手根屈筋（とうそくしゅこんくっきん）
- 尺側手根屈筋（しゃくそくしゅこんくっきん）
- 大腿筋膜張筋（だいたいきんまくちょうきん）
- 恥骨筋（ちこつきん）
- 縫工筋（ほうこうきん）
- 長内転筋
- 薄筋（はっきん）
- 大腿四頭筋（だいたいしとうきん）（大腿直筋・外側広筋・中間広筋・内側広筋）
- 膝蓋靱帯（しつがいじんたい）
- 前脛骨筋（ぜんけいこつきん）
- 長指伸筋（ちょうししんきん）
- 上伸筋支帯（じょうしんきんしたい）
- 長母指伸筋（ちょうぼししんきん）
- 下伸筋支帯（かしんきんしたい）

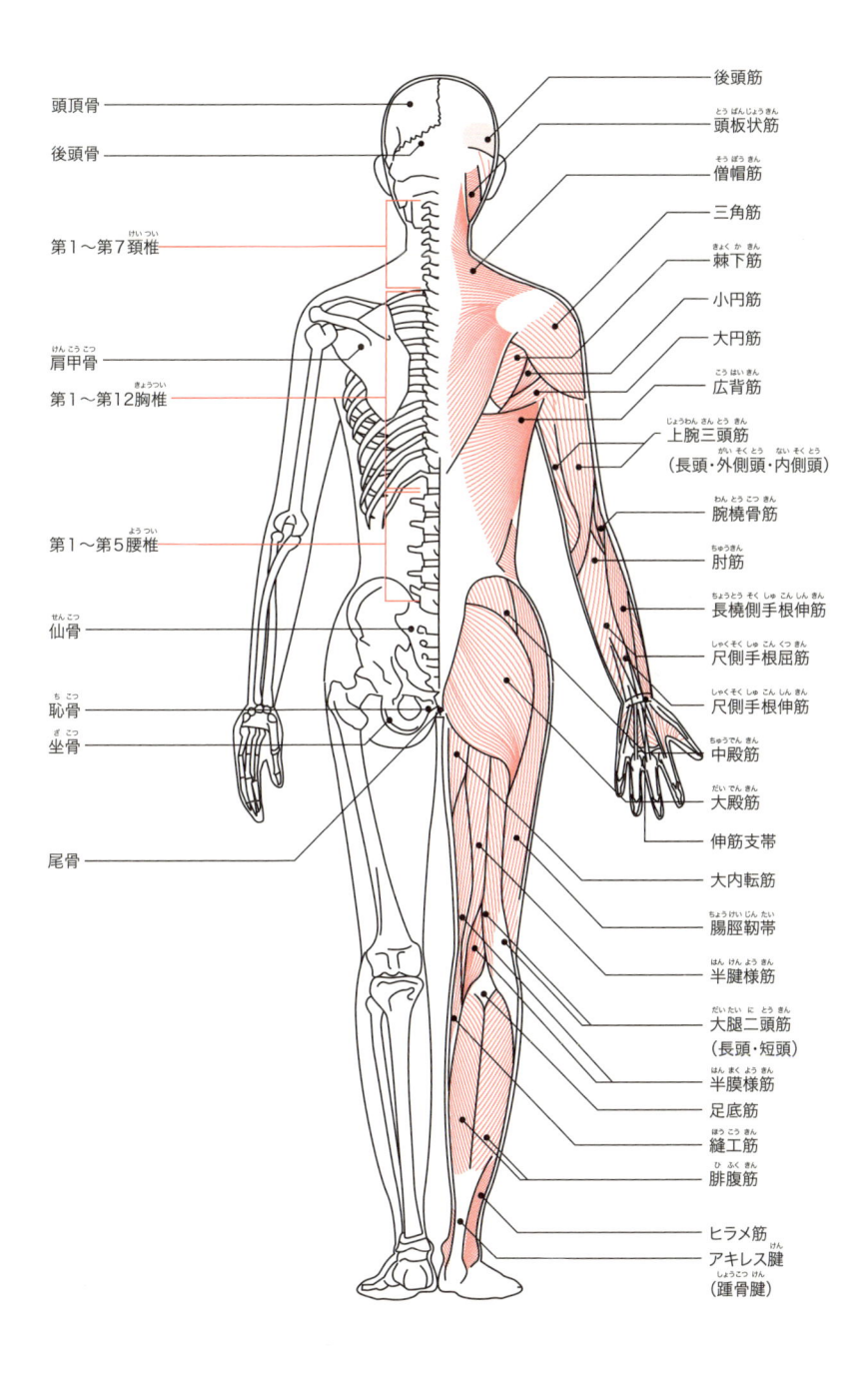

頭頂骨	後頭筋
後頭骨	頭板状筋
	僧帽筋
第1〜第7頸椎	三角筋
	棘下筋
	小円筋
肩甲骨	大円筋
第1〜第12胸椎	広背筋
	上腕三頭筋（長頭・外側頭・内側頭）
	腕橈骨筋
	肘筋
第1〜第5腰椎	長橈側手根伸筋
	尺側手根屈筋
	尺側手根伸筋
仙骨	中殿筋
恥骨	大殿筋
坐骨	伸筋支帯
	大内転筋
	腸脛靭帯
尾骨	半腱様筋
	大腿二頭筋（長頭・短頭）
	半膜様筋
	足底筋
	縫工筋
	腓腹筋
	ヒラメ筋
	アキレス腱（踵骨腱）

171

参考文献

「Myofascial Pain and Dysfunction, The Trigger Point Manual」Travell and Simon, Lippincot Williams and Wilkins.

「Trigger Point Therapy Workbook」Davies & Davies, New Harbinger Publications Inc.

「Basic Clinical Massage Therapy」James H.Clay/ David M.Pounds, Lippincott Williams & Wilkins/ Wolters Kluwer Health Inc.

「The Manual of Trigger Point and Myofascial Therapy」Dimitrios Kostopolos & Konstantine Rizopoulos, SLACK Incorporated

「Trail Guide to the Body」Andrew Biel, Books of Discovery.

「Neuromuscular Therapy Manual」Jocelyn Granger, Lippincott Williams & Wilkins/ Wolters Kluwer Health Inc.

「Deep Tissue and Neuromuscular Therapy」DVD, Sean Riehl, Real Bodywork

「筋肉のしくみ・はたらき事典」 石井直方監修、左明・山口典孝共著、 西東社

「筋ナビ・プレミアム版」DVD　有限会社ラウンドフラット

「からだの地図帳」講談社

「肩こり　症状別解消法と五十肩の治し方」主婦の友社

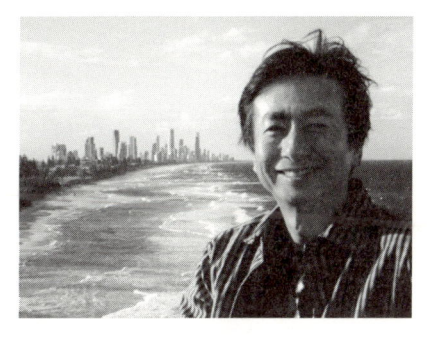

著者 マーティー松本

WATEC（世界アドバンスセラピー認定試験機構）代表。INTA 国際ナチュラルセラピー協会理事。豪州 AAMT 認定リメディアルセラピスト。英国 IFA、英国 ITEC 認定セラピスト。米国で MBA 取得、日本のトップ企業で活躍後オーストラリアへ渡り、リメディアルセラピストとなる。豪州ゴールドコーストのリゾートホテル内でサロン経営の傍ら、Future Therapy Academy Australia を立ち上げ、技術指導に尽力している。DVD に『セラピストのためのわかりやすいトリガーポイント療法』『オーストラリア・スタイル リメディアルセラピー』（共に BAB ジャパン）など。

制作協力 ● WATEC（世界アドバンスセラピー認定試験機構）　www.watec-therapist.com
Future Therapy Academy Australia　www.futuretherapy.com.au

写真撮影●大堀功美子
筋肉CG●teamLabBody
本文デザイン・イラスト●ジャパンスタイルデザイン
装丁デザイン●中野岳人

すぐわかる！すぐ使える！
トリガーポイント療法
関係する筋肉を理解すれば改善できる

2014年7月30日　初版第1刷発行
2016年5月10日　初版第5刷発行

著　者　マーティー松本
発行者　東口敏郎
発行所　株式会社BABジャパン
　　　　〒151-0073 東京都渋谷区笹塚1-30-11 中村ビル
　　　　TEL 03-3469-0135
　　　　FAX 03-3469-0162
　　　　URL http://www.bab.co.jp/
　　　　郵便振替 00140-7-116767
印刷・製本　株式会社シナノ

ISBN978-4-86220-843-9　C2077

※本書は、法律定めのある場合を除き、複製・複写できません。
※乱丁・落丁はお取り替えします。

DVD Collection

オーストラリア・スタイル Remedial Therapy
リメディアルセラピー

世界基準の自然療法
解剖学的なアプローチが筋肉の深層部までをフォロー

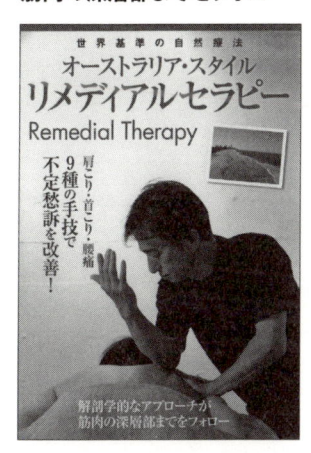

筋肉に対する多彩なテクニックがオーダーメイドの施術を可能にする!!

リメディアルセラピーは、豪州の主流トリートメントで、民間の保険も適用される「政府公認」施術法。肩こりや腰痛など様々な身体の不調に対し、こりの芯やトリガーポイントをほぐし、筋肉に働きかけて解消します。このDVDでは、9種のテクニックと、圧の掛け方などポイントを解説。あなたの施術が個性溢れる進化を遂げます。
指導・監修：マーティー松本

CONTENTS

●**基本テクニック**
- ストリッピング
- クロスファイバーストローク
- トリガーポイントセラピー
- スキンローリング
- クロスハンドストレッチ
- 筋筋膜ストレッチ
- マッスルエナジーテクニック
- プレッシャーポイントテクニック
- エナジーワーク

●**基本施術**
- 背部　肩／背部
- 肩こり　首こり　頭痛
- 腰の重さ／だるさ
- 腰痛／坐骨神経痛／筋肉痛
- 脚部　腕／手／胸部
- 足／膝／大腿部
- 顔面部／頭部

トリガーポイントとは?
痛みや不調の原因となるポイント。文字通りトリガー（引き金）となり、体の離れた部位にまで痛み（関連痛）を引き起こす。

◎91分　◎価格 5,400円（税込）

セラピストのための、わかりやすい
トリガーポイント療法

オーストラリアのトップセラピストが教える症状別療法

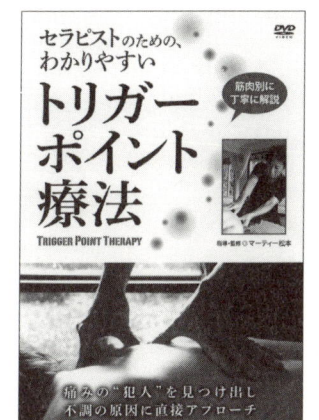

各筋肉を解剖学的に紐解き不調の原因に直接アプローチ!

緊張した筋肉はしこりを作り、神経を圧迫して痛みの原因になります。そして、それが引き金（トリガー）となり、離れた部位にまで痛みが広がっていく…。「トリガーポイント療法」はその不調の原因となる筋肉のポイントを探し出し、そこに直接アプローチすることにより、首、肩、腰、ひざなどの痛みや不具合の根本を解消。このDVDでは各筋肉ごとにトリガーポイントの場所と施術例を解説。あなたも「痛みの犯人」を見つけ、クライアントの不調の原因「トリガーポイント」を解消していきましょう。指導・監修：マーティー松本

Trigger Point Therapy

CONTENTS
- ■トリガーポイントの構造・探し方
- ■静止圧迫・ペインスケール
- ■肩こりのアプローチ　僧帽筋／肩甲挙筋／棘上筋／大小菱形筋／大円筋
- ■首のこり・頭痛のアプローチ　頭半棘筋／頭板状筋／胸鎖乳突筋／斜角筋
- ■背部の痛みへのアプローチ　脊柱起立筋群（棘筋／最長筋／腸肋筋）
- ■腰痛・坐骨神経痛のアプローチ　腰方形筋／大殿筋／中殿筋／梨状筋
- ■膝痛のアプローチ　大腿直筋／外側広筋／内側広筋

◎89分　◎価格 5,400円（税込）

BOOK Collection

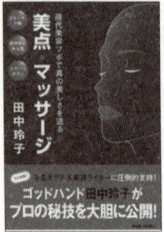

現代美容ツボで真の美しさを造る 美点マッサージ

ゴッドハンド田中玲子がプロの秘技を大胆に公開！ 従来のツボよりも美しくなれる現代の美容ツボ「美点」の詳細がこの一冊で！ 目次：REY式美点ができるまで／12万人に触れて探し当てた美点マッサージ／フェイシャル編 実践 美点マッサージ／ボディ編 実践 美点マッサージ／40年変わらない！ REY式体型維持法

●田中玲子 著　●A5判　●160頁　●本体1,600円+税

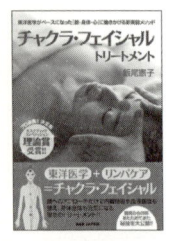

チャクラ・フェイシャルトリートメント

東洋医学がベースの顔・身体・心に働きかける新美容メソッド。表面的な施術ではなく、チャクラ、経穴・経絡への刺激で、身体内部のエネルギーレベルを上げていきます。美肌・フェイスラインアップ効果が大幅に持続、心まで癒します。著者はエステティックコンペティション理論賞を受賞、プロ必修の秘技を大公開します。

●飯尾憲子 著　●A5判　●160頁　●本体1,400円+税

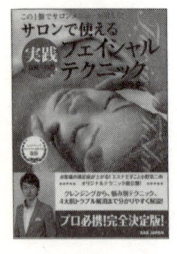

サロンで使える 実践フェイシャルテクニック

お客様の満足度が上がる！ エステ王子こと小野浩二のオリジナルテクニック初公開！ クレンジングから悩み別テクニック、4大肌トラブル解消まで分かりやすく解説。この1冊で完璧なトリートメント技術が身に付きます!トリートメント初心者はもちろん、すでにセラピスト・エステティシャンの方も今ある手技をレベルアップすることができます。

●小野浩二 著　●A5判　●152頁　●本体1,200円+税

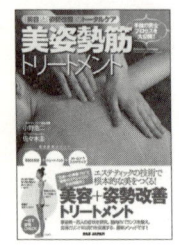

「美容」と「姿勢改善」のトータルケア 美姿勢筋トリートメント

悪姿勢一万人の症状研究から生まれた、筋肉のバランスを整え、血液とリンパの流れを促進する、"日本一の美容プロ"と"姿勢のスペシャリスト"が共同開発した最新メソッド。正しい姿勢をつくり、トリートメントすることで効果がより持続します。

●小野浩二／佐々木圭 共著　●A5判　●160頁　●本体1,500円+税

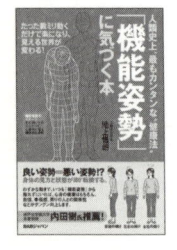

人類史上、最もカンタンな"健康法" 「機能姿勢」に気づく本

機能姿勢とは、その時、その人にとって、心身共に最も機能的な姿勢です。わずかな動きで、いつも「機能姿勢」から離れずにいれば、心身の健康はもちろん、自信、幸福感、周りの人との関係性などがグングン向上します。プロボクシング2階級制覇・長谷川穂積選手との特別対談も収録。

●池上悟朗 著　●四六判　●200頁　●本体1,300円+税

BOOK Collection

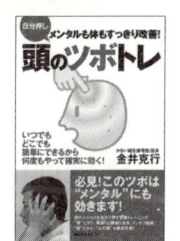

メンタルも体もすっきり改善! **自分押し 頭のツボトレ**

肩凝り、腰痛、膝痛、疲労感……、たくさんの人がこれらに「慢性的」に苦しめられていますが、なかなか根本的な解決に至れないのがほとんどです。 それは "目に見えない問題" も含め、複数の要因が複雑に絡み合っているからであり、対症療法ではとても間に合いません。 決定的に足りなかったのは、「頭蓋骨へのアプローチ」だったのです。

●金井克行 著　●四六判　●192頁　●本体1,200円+税

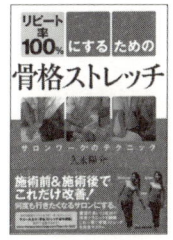

リピート率100%にするための
骨格ストレッチ

骨格や筋肉のゆがみを調整し瞬時に改善を実感してもらえるセラピー。 施術前 & 施術後でこれだけ改善。 何度も行きたくなるサロンを目指します。 要望の多い12症状の改善テクニックを網羅しているので、 これ一冊で骨格ストレッチを完全マスターできます。

●久永陽介 著　●A5判　●216頁　●本体1,500円+税

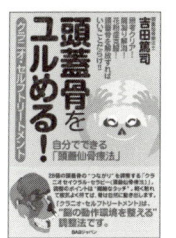

クラニオ・セルフトリートメント　自分でできる「頭蓋仙骨療法」
頭蓋骨をユルめる!

あなたの頭蓋骨、固まっていませんか。 本来自由に動くべき頭蓋骨が固着していると、それだけでも気分もすぐれず、さまざまな身体不調を引き起こします。 そんな "諸悪の根源" を、元から断ってしまいましょう。 28個の頭蓋骨の "つながり" を調整する「クラニオセイクラル・セラピー（頭蓋仙骨療法）」。

●吉田篤司 著　●四六判　●184頁　●本体1,200円+税

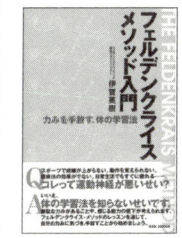

フェルデンクライス・メソッド入門
力みを手放す、体の学習法

フェルデンクライス・メソッドは、人間の学習能力の仕組みに着目した「体の学習法」。独自のレッスンを通して、無駄に力んだ体や効率の悪い動作に気付き、無駄な力を使わない、効率の良い動作を学びます。本書では、フェルデンクライス・メソッドについて、初心者にも分かりやすく解説。

●伊賀英樹 著　●四六判　●192頁　●本体1,500円+税

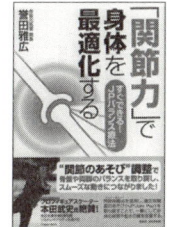

すぐできる!JPバランス療法
「関節力」で身体を最適化する

「関節力」は、トップアスリートの身体能力向上から、トップモデルの美容、日常生活まで、あらゆる身体コンディショニングのカギを握ります。関節微動点を活用し、適正な関節のあそび（=JP:Joint Play）を取り戻すことで、一瞬にして身体の状態や動きの質を改善します。内容：関節のあそびとは？／基本関節編ほか

●誉田雅広 著　●四六判　●180頁　●本体1,400円+税

BOOK Collection

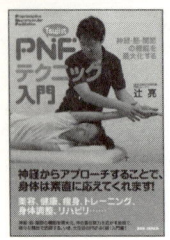

神経・筋・関節の機能を最大化する！
Tsuji式 PNF テクニック入門

神経と筋肉の仕組みを使って、楽に、的確に、そして効率よく施術できる……、それが"PNF"。リハビリテーションの手法として考案され、アスリートやダンサーのトレーニング、身体調整法として発達した施術メソッドです。受ける側に無理をさせず、施術する側も力を必要としない技術と理論です。

●辻亮 著　●四六判　●211頁　●本体1,600円+税

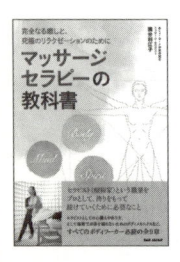

全なる癒しと、究極のリラクゼーションのために
マッサージセラピーの教科書

セラピストとしての心構えや在り方、そして施術で身体を痛めないためのボディメカニクスなど、すべてのボディワーカー必読の全9章。身体に触れることは、心に触れること。米NYで本格的なマッサージセラピーを学んだ著者が、B（身体）M（心）S（スピリット）を癒すセラピーの真髄に迫ります。

●國分利江子 著　●A5判　●240頁　●本体1,500円+税

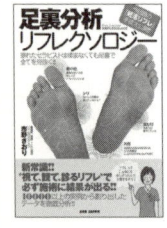

足裏分析リフレクソロジー

足裏の色、角質、シワなどを観察して得た3つの情報をアセスメントし、クライアントにどう説明するか、施療プランと目標の立案、ホームケアアドバイスの必要性など快方に向けての使い道を考えます。10,000以上の実例から割り出したデータを徹底分析今話題の『妊活リフレ』の手技も大公開します。

●市野さおり 著　●A5判　●196頁　●本体1,900円+税

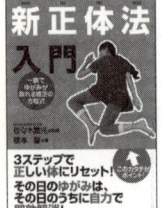

新正体法入門
一瞬でゆがみが取れる矯正の方程式

3ステップで正しい体にリセット！　その日のゆがみは、その日のうちに自力で即効快勝！　本書で紹介する新正体法では自身で動作判定（動診）し、矯正体操を行い、矯正が正しく行われたかを、再び動診で判定していきます。部分的に矯正するのではなく、全体のバランスを調和させることの可能な体系を余すところ無く解説していきます。

●佐々木繁光 監修／橋本馨 著　●四六判　●208頁　●本体1,500円+税

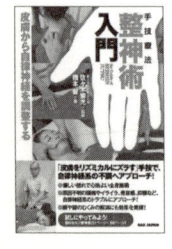

手技療法 整神術入門　　皮膚から自律神経を調整する

整神術とは、筋肉を揉むのでも、叩くのでも、ストレッチするのでもない、「リズミカルに皮膚をズラす」という手技療法。皮膚という人体で最大の"器官"への、優しく揺らす柔らかく心地の良い刺激によって、原因不明の頭痛やイライラ、倦怠感、抑鬱など、自律神経の失調による様々な症状を緩和します。

●橋本馨 著／佐々木繁光 監修　●四六判　●232頁　●本体1,500円+税

BOOK Collection

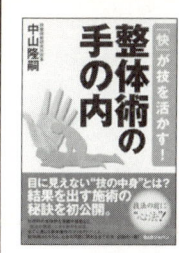

整体術の手の内

「快」が技を活かす！

結果を出し、クライアントに喜ばれるプロ必読の書！武道整体で知られる著者だから、痛みを与えて身体を壊す武技の対種にある「快」で癒す整体術を確立できました。技術は施術者の心の現れであり、「快」を与える意識が最大の効果を発揮します。

●中山隆嗣 著　●四六判　●208頁　●本体1,400円+税

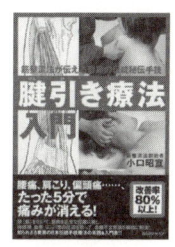

腱引き療法入門

筋整流法が伝える奇跡の伝統秘伝手技

知られざる驚異の日本伝統手技療法の実践＆入門書。 ごく短い時間で、体の不調を根本原因から改善するいうとても効果の高い、幻の身体調整法を紹介。

●小口昭宣 著　●A5判　●224頁　●本体1,600円+税

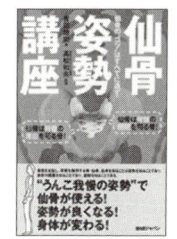

仙骨姿勢講座

仙骨の「コツ」は全てに通ず

背骨の中心にあり、背骨を下から支える骨・仙骨は、まさに人体の要。これをいかに意識し、上手く使えるか。それが姿勢の善し悪しから身体の健康状態、さらには武道に必要な運動能力まで、己の能力を最大限に引き出すためのコツである。

●吉田始史 著　●四六判　●160頁　●本体1,400円+税

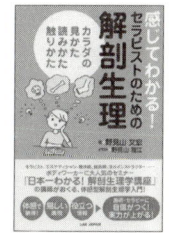

解剖生理

感じてわかる！セラピストのための

「カラダの見かた、読みかた、触りかた」が分かる本。さまざまなボディーワーカーに大人気の講師がおくる新しい体感型解剖学入門！ カラダという不思議と未知があふれた世界を、実際に自分の体を動かしたり、触ったりしながら深く探究できます。意外に知られていないカラダのお役立ち＆おもしろトピックスが満載!

●野見山文宏 著／野見山雅江 イラスト　●四六判　●180頁　●本体1,500円+税

リンパの解剖生理学門

ダニエル・マードン式モダンリンパドレナージュ

リンパドレナージュは、医学や解剖生理の裏付けがある科学的なメソッドです。 正しい知識を持って行ってこそ安全に高い効果を発揮できます。 本書は、セラピストが施術の際に活かせるように、リンパのしくみを分かりやすく紹介。 ふんだんなイラストともに、新しいリンパシステムの理論と基本手技を解説しています。

●高橋結子 著　●A5判　●204頁　●本体1,600円+税

Magazine Collection

アロマテラピー＋カウンセリングと自然療法の専門誌

セラピスト

スキルを身につけキャリアアップを目指す方を対象とした、セラピストのための専門誌。セラピストになるための学校と資格、セラピーサロンで必要な知識・テクニック・マナー、そしてカウンセリング・テクニックも詳細に解説しています。

- 隔月刊 〈奇数月7日発売〉 ●A4変形判 ●164頁
- 本体917円＋税
- 年間定期購読料 5,940円（税込・送料サービス）

セラピーのある生活 Therapy Life

セラピーや美容に関する話題のニュースから最新技術や知識がわかる総合情報サイト

セラピーライフ 検索

http://www.therapylife.jp

業界の最新ニュースをはじめ、様々なスキルアップ、キャリアアップのためのウェブ特集、連載、動画などのコンテンツや、全国のサロン、ショップ、スクール、イベント、求人情報などがご覧いただけるポータルサイトです。

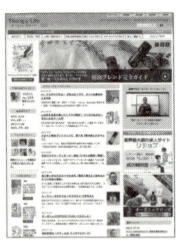

オススメ

『記事ダウンロード』…セラピスト誌のバックナンバーから厳選した人気記事を無料でご覧いただけます。
『サーチ＆ガイド』…全国のサロン、スクール、セミナー、イベント、求人などの情報掲載。
WEB『簡単診断テスト』…ココロとカラダのさまざまな診断テストを紹介します。
『LIVE、WEBセミナー』…一流講師達の、実際のライブでのセミナー情報や、WEB通信講座をご紹介。

スマホ対応　隔月刊セラピスト公式Webサイト

ソーシャルメディアとの連携
公式twitter「therapist_bab」
『セラピスト』facebook公式ページ

100名を超す一流講師の授業がいつでもどこでも受講できます！
トップクラスの技術とノウハウが学べる
セラピストのためのWEB動画通信講座

500動画 配信中!!
セラピー動画 検索

THERAPY COLLEGE
セラピーNETカレッジ

http://www.therapynetcollege.com/

セラピー・ネット・カレッジ（TNCC）は、セラピスト誌がプロデュースする業界初のWEB動画サイト。一流講師による様々なセラピーに関するハウツー講座を180以上配信中。
全講座を何度でも視聴できる「本科コース（月額2,050円）」、お好きな講座だけを視聴できる「単科コース」をご用意しております。eラーニングなのでいつからでも受講でき、お好きな時に何度でも繰り返し学習できます。

- パソコンでじっくり学ぶ！
- スマホで効率よく学ぶ！
- タブレットで気軽に学ぶ！